轻松好孕 40周

送给生命之初最美好的礼物

于松／著

随翻随用
孕产无忧

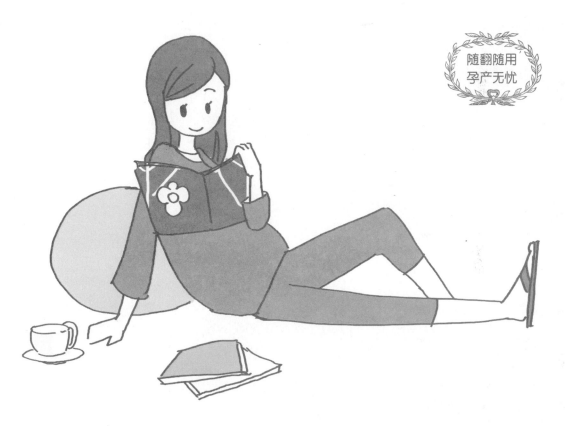

悦成长
Joyful Growth

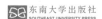东南大学出版社
SOUTHEAST UNIVERSITY PRESS

前言

门诊中遇到的年轻夫妻大多欣喜中交织着担心，激动里混杂着惶惑：他们为创造新生命而骄傲的同时，更为自己有没有能力为这个小东西的到来做好准备而无比紧张。多年的工作经历，让我更迫切地意识到了年轻夫妻们对清楚、易懂的专业妇产科知识的强烈渴求：他们不需要照本宣科的教科书，更不需要某一个人的私人怀孕笔记——他们需要有人告诉他们关于怀孕和分娩的详细而亲切的解答，就像我在门诊中一直做的那样。

基于多年妇产科的临床和教研工作，2010年我出版了《40周全程孕产指南》一书。没想到这一次"越界"工作却得到了广大读者的热烈欢迎，尽管当时书店里已经有了大量关于怀孕的书籍。门诊中许多孕妇拿着书对我说："于大夫，您的书对我帮助非常大！"听到这样的话，欣喜是必然的，细细思索一下，肩上的责任又多了一份——觉得自己有责任为年轻人提供必要的妊娠常识，保证让孕妇们能够完全明白肚子里的宝宝发生的奇妙变化以及自己的身体为此所做出的必要适应，从而保持平静的心绪，等待宝宝的降生。

为此，我翻看大量孕产书籍，但让我震惊的是，许多书籍对怀孕和分娩的描述显然不能安慰那些对怀孕和分娩充满忧虑和恐惧的年轻夫妻，它甚至恫吓他们：如果他们没有遵从书里面的建议，或者妊娠没有如书中描写的那般进行，胎儿或孕妇就会出现某方面的问题。更常见的是，那些书籍总把孕妇当病人看待。

我决定再次"越界"，创作一本更轻松、实用的孕产知识普及图书。

首先是对新技术的介绍。近几年，医学有了很大的发展，我们妇产科也同样受益于此，尤其是产前诊断技术。比如产前无创DNA检测技术的引进，这项技术最大的优点是无创，而且准确率比唐筛高得多。我们现在都不建议 35 岁以上的高龄孕妈妈做唐筛，而直接进行产前无创 DNA 检测来检测胎儿是否患有染色体疾病。

其次，这几年临床上有一个突出的现象，就是高危妊娠越来越多。我们医院要求对这些孕产妇进行前瞻性管理。而我更希望，我们的孕妈妈能安排好自己的个人生活，远离高危因素。有太多的孕妈妈因为饮食过量、运动过少而使得自己成为高危孕产妇，并因此对孩子的一生造成不良影响。这实在太不值当了。这一次，我在孕产妇的生活管理上花了更多的篇幅，引进食物交换份的概念，希望能让孕妈妈们健康度过这段特别的人生历程。另外，针对临床上越来越多的糖尿病妈妈和高血压妈妈，我也特别给出了必要的生活管理建议。

每个人的妊娠经历都是独一无二的，甚至任何一个人都不可能拥有完全相同的两次妊娠经历。只要坚持围产期检查，大多数危险就能被消灭于萌芽状态。尤其重要的是，孕妇不是病人，她只是比平常人需要更多的照顾而已。过分"娇养"的孕妇，怀孕的过程反而更易起波澜。尤其是在分娩时，产妇的产力是决定能否顺产的重要因素之一。

除非医生建议，最好是自然分娩。自然分娩的产妇恢复快，而且细菌定植学说认为，剖宫产会增加孩子过敏性疾病的发生率。

在编排上，本书按照妊娠时间进行——介绍在整个 40 周的孕期里，每一周胎儿和孕妇的身体都会发生哪些变化，可能出现哪些异常情况，需要注意什么，如何预防一些可能的异常情况——以便让您能够快速容易地找到所关心问题的答案。

这是一本名副其实的"图书"，因为书中借鉴了年轻人的阅读习惯，更多以图示和漫画方式来表现妊娠过程中胎儿和孕妇的变化，以及孕妇的饮食、运动、孕检等孕期保健内容。我不得不承认，很多时候图片更容易让事物变得简单而明了，比如准妈妈的内衣选择、准妈妈的坐立或行走姿势等。只要您翻开这本书，相信您就会认可我的看法。

妊娠是生命中最重要的旅程之一，请细细咂摸其中滋味，慢慢等待最美妙的结局——一个健康的宝宝和美丽的妈妈。希望我的这本书能成为您妊娠期的亲密朋友。

目录 | Content

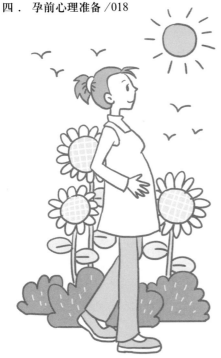

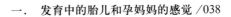

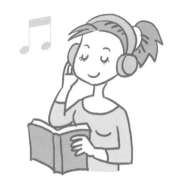

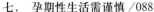

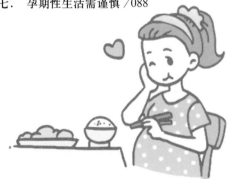

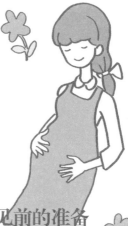

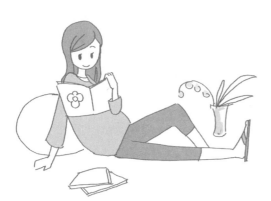

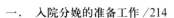

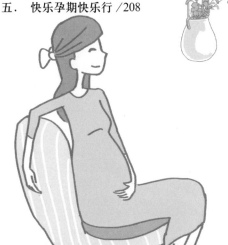

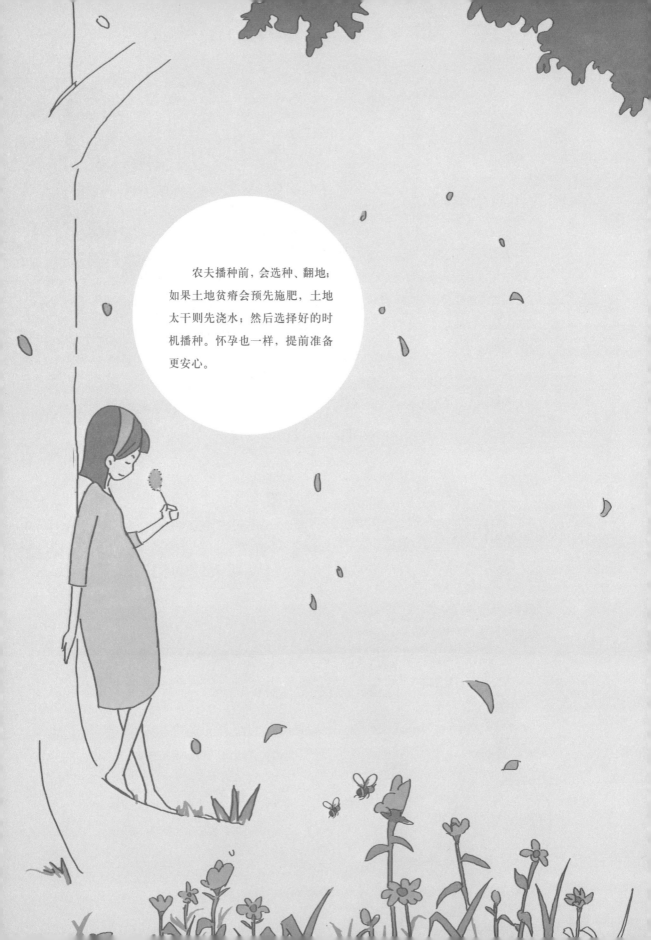

农夫播种前，会选种、翻地；如果土地贫瘠会预先施肥，土地太干则先浇水；然后选择好的时机播种。怀孕也一样，提前准备更安心。

Chapter 1
期待天使到来

乘着悠悠的花香，
我偷偷地来到
妈妈的床上，
在她睡着时
躺在她的怀里。

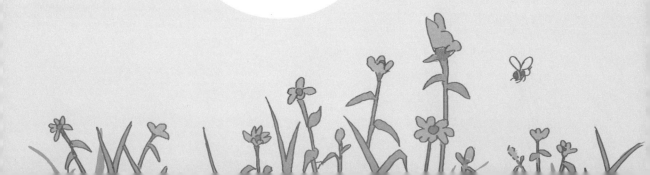

孕前检查最好在孕前 10 个月到一年的时间进行，这也是为了给身体一个调适的时间。有问题也可及时进行治疗。同时，医生还可以给予一定的孕前指导。孕前检查的项目不是固定的，医生会根据具体情况"量身定制"。如果医生觉得有必要，还会要求备孕夫妻做其他的相关检查。

女性孕前检查很重要

从优生优育角度出发，建议所有备孕女性都做孕前检查，尤其是高龄女性。

1. 看既往疾病。如患有高血压、糖尿病、甲状腺疾病、自身免疫系统疾病。自身正服药的女性，应当咨询：目前所患的疾病适不适合怀孕？或服药剂量会不会对胎儿有影响？服用长效避孕药避孕的，应咨询多长时间后怀孕较好？

2. 提示患有生殖系统炎症而不自知的情况。有的炎症有典型症状，而有的虽炎症严重但缺乏典型症状。在此情况下受孕，对母婴均有不良影响。其中值得一提的是一些性传播疾病，如梅毒、艾滋病、尖锐湿疣等，如果没有及时诊治，仓促受孕后会对宫内胎儿造成极为严重的影响，甚至胎死宫内，或留下终生残疾。

3. 接种疫苗。比如风疹疫苗，一旦怀孕后感染风疹病毒，可能导致胎儿出现多发畸形，包括神经系统疾病如脑积水，还有眼部病变、先心病等。因此建议女性先接种风疹疫苗再怀孕为好。

此外，还应咨询哪些生活嗜好需要调整。有过不良孕史的女性，尤其应当提前孕检。

女性孕前检查

女性的孕前检查除了一般体格检查外，还包括以下内容：

血常规检查

血红蛋白、白细胞、血小板数量，观察有无潜在感染，是否患有贫血及其他血液系统疾病，如血小板减少性紫癜等。

尿常规检查

有无尿糖、尿蛋白及潜血、白细胞等，判断女性是否患有糖尿病、慢性肾炎、尿路感染等。

子宫颈刮片检查

检查宫颈有无病变，避免孕期癌细胞扩散。

性传播疾病检测

包括梅毒血清检查及艾滋病病毒检验等。

心电图、胸部X线检查

即对备孕女性的心脏和肺部进行疾病诊断。

病毒及弓形虫筛查（TORCH）

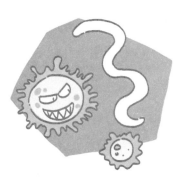

对胎儿有伤害的病毒包括风疹病毒、巨细胞病毒、疱疹病毒，以及弓形虫（不是病毒）。如果养过猫狗等宠物，建议孕前做弓形虫抗体检测，避免孕期感染扩散，对宝宝造成伤害。对于长期与婴幼儿接触的女性，更要做病毒方面的检测，尤其是风疹病毒。如果病毒抗体阴性，建议接种风疹病毒疫苗后受孕。

染色体检测

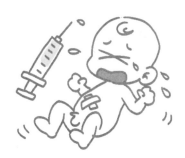

对于既往有反复流产或生过畸形胎儿的夫妇，必要时要做染色体检测。

性激素六项检查

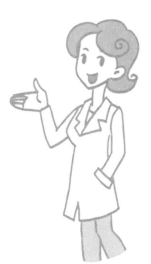

包括促卵泡成熟激素、促黄体生成素、雌激素、孕激素、泌乳素、雄激素等。通过检测结果了解女性月经不调、不孕或流产的原因，并进行相应的指导。必要时还可能检查甲状腺功能。

妇科B超检查

了解备孕女性子宫、卵巢发育的情况，如输卵管内是否有积水、肿物，卵巢内是否有肿物等。

乙肝两对半检查及甲肝、丙肝抗体测定

如果患有乙肝和丙肝的女性，孕前还应做乙肝DNA和丙肝RNA的检测，以确定病毒是否有活动性。如肝功能异常，则不适合受孕，以避免孕期症状加重。如检查发现乙肝病毒抗体阴性，建议接种疫苗后受孕。

> **Tips：孕前检查注意事项**
>
> 1. 体检前一天休息好，保证精力充沛。
> 2. 体检当天清晨禁食。
> 3. 孕前做检查时，女性应避开月经期。

需提前接种疫苗

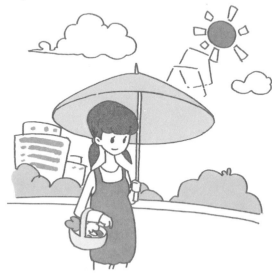

风疹疫苗

孕前3个月接种。有效率达98%，且能使接种者终身免疫。孕前没有接种疫苗，或者近三个月密切接触过婴幼儿的女性，应尽快做风疹病毒抗体检测。如果明确感染风疹病毒，一般会建议患者考虑终止怀孕。

乙肝疫苗

孕前9个月接种。乙肝病毒能够通过胎盘屏障，直接感染胎儿。若妈妈患有乙型肝炎，婴儿一出生就成为乙肝病毒携带者的概率高达85%～90%。乙肝疫苗的注射按照0、1、6的程序，即从第一针算起，此后1个月注射第二针，6个月注射第三针。

甲肝疫苗

孕前3个月注射疫苗。甲肝病毒可以通过水源、饮食传播。而妊娠期因内分泌的改变和营养需求量的增加，会增加肝脏负担，使其抵抗病毒能力减弱，易被感染。经常出差或在外面就餐的女性，应孕前注射疫苗。

水痘疫苗

孕前3～6个月接种。孕早期感染水痘，可导致胎儿先天性水痘或新生儿水痘。如果孕晚期感染，则可导致孕妇患上严重肺炎甚至有生命危险。接种疫苗可在孕期有效预防感染水痘。水痘疫苗的有效期可达10年以上。

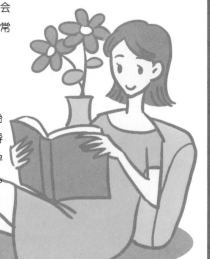

男性孕前检查

备孕的夫妻往往有一个误区，认为只要妻子做检查就行了，丈夫就不用了。殊不知，有一些疾病自身并没有不适的感觉，如无精子症。还有些人以为曾使以前的伴侣怀过孕，自己的生育能力肯定没问题。殊不知，即使有过一个健康的孩子，再患上无精症的人也不少。现代社会，工作压力、环境污染等因素，导致男性生育能力的下降，备孕男性不能不谨慎。

男性的孕前检查包括这些项目：

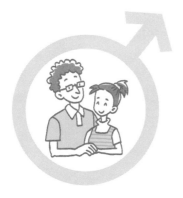

精液检查

获知精子数量、活力、畸形率，判断是否患有少精及弱精等。如发现无精或少精，应检查是否患有精索静脉曲张、结核、炎症等。

泌尿生殖系统检查

以确定生殖系统是否患有畸形等。

男性孕前检查先询问父母自己是否有疾病史。先问一下父母，自己小时候是否患过腮腺炎、是否有过隐睾、睾丸外伤和手术、睾丸疼痛肿胀、鞘膜积液、斜疝、尿道流脓等情况。有些男性因患某些疾病可能正在服药，如雌激素、降压药、降糖药、抗精神类药物等，建议行药物方面的咨询，避免仓促受孕后对胎儿产生不良影响。

- -

夏末秋初是最佳受孕季节

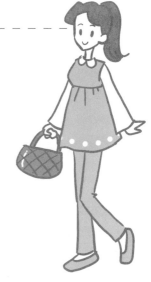

夏末秋初怀孕，准妈妈的早孕反应阶段正值秋季，避开了盛夏对食欲的影响。而且秋季蔬菜、瓜果供应齐全，容易调节食欲、增加营养。而当冬季，易感风疹、流感等疾病的时候，妊娠已达中期，对胎儿器官发育的影响已大大减少。待到足月分娩，正是气候宜人的春末夏初，这样的季节也特别有利于新生儿适应外界环境，更好地生长发育。

冬季，空气中二氧化硫的浓度高于其他季节，特别是工业城市，胎儿对此非常敏感；春季空气中湿度大，温度逐渐升高，流行病多；夏季闷热，人的情绪易烦躁。

二、
女性怀孕的两个条件

女性能否怀孕，主要取决于两个条件：一是有无排卵，二是输卵管是否通畅。

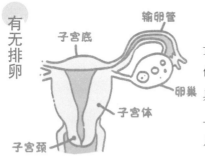

卵巢。卵巢是两个像核桃一样的器官，分别位于女性的骨盆两侧，它们不仅分泌性激素，同时也含有创造新生命的原材料：卵子。女性进入青春期后，卵巢会发生一系列的变化。每个卵巢中含有10万个以上的卵子，从青春期开始，女性大脑中的下垂体每个月都会告诉它释放一个卵子。

左右两根输卵管连接着卵巢与子宫。卵子要花3天才能完成从卵巢经过输卵管，到子宫这段约15厘米的距离。卵子一旦成熟，即从卵巢表面突破排至腹腔，被输卵管伞部拾起，通过输卵管的逆蠕动到达壶腹部，等待与精子相遇。和卵子一起被排出的，还有500多个营养细胞，它们是一些黏糊糊、近乎透明的东西，它们裹挟着卵子，为卵子提供所需的营养。女人的一生只能排卵400次，这是创造新生命的机会。

月经周期。如果卵子没有与精子结合，卵子就会死亡，出现月经。事实上，精子和卵子的约会并不容易。女人在1年间，只有几十天有机会受孕。就算是在那些日子里，成功受孕也需要一连串看似没有关系的事件配合得天衣无缝才行。

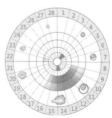

输卵管是否通畅

左右输卵管分别与子宫相连，可分为四部分：间质部、峡部、壶腹部、伞端。

输卵管有极复杂而精细的生理功能，它能在一定的时间内将精子和卵子分别从相反方向输送至壶腹部，并创造适宜环境，使两者结合为受精卵。受精卵继续停留在输卵管内发育分裂，直至子宫内膜及子宫肌层成熟，变得宜于受精卵着床时，始由输卵管进入子宫腔。如果输卵管因为先天性或后天原因引起不通或通而不畅，即会影响受孕，或导致宫外孕。其中值得一提的是某些性传播疾病和结核，可导致输卵管内膜受损，或输卵管周围粘连，影响输卵管的正常蠕动，进而导致不孕。

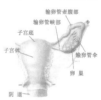

确定是否排卵有三种办法

基础体温法

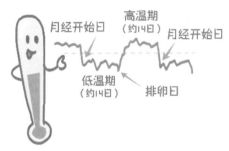

经过充分睡眠，醒后立即测出的体温称为基础体温。每天清晨醒来后未起时立即测体温。一个月经周期内，女性的基础体温会有周期性变化。正常成年女性基础体温在基础体温曲线上呈上下波动的双相变化。因为排卵后会产生孕激素，孕激素使基础体温较前升高 0.5℃，一般持续时间 12 ～ 16 天，直到下次月经前一两天体温下降。无排卵则不能产生孕激素，其基础体温曲线平坦无变化而呈单相型。所以通过基础体温就可以了解有无排卵。

宫颈黏液法

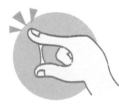

子宫最狭窄端约有 3 厘米的部分露出阴道内，这就是子宫颈。在子宫颈内，有一根导管通往阴道，这也正是精子到达子宫的唯一途径。排卵期，子宫颈开启，子宫分泌黏液水分增加，黏液排量增多且变得清亮滑润而富有弹性，如同鸡蛋清状，拉丝度高不易拉断，使精子容易进入子宫；非排卵期，或条件不宜时，如生活困窘、精神压抑等，黏液会变得非常黏稠，通路变得狭窄，即使精子进入黏液，也很难通过宫颈。所以观察宫颈黏液也可以了解有无排卵。

排卵试纸测试法

一般的药店都可以买到排卵试纸。

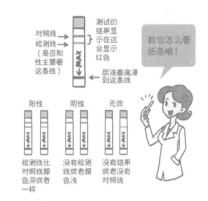

排卵试纸呈阳性，说明会在一两天内排卵。

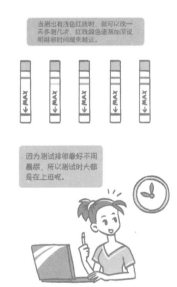

准备在排卵期怀孕时，夫妇双方提前做好准备，改变不良生活习惯，保持充沛体力，加强营养，选择排卵期同房。同房时，双方避免精神紧张、为受孕而受孕，应情绪愉悦、憧憬美好的未来，极大限度发挥各自的潜能，使夫妇双方都能达到性高潮。在这种情况下怀孕生的孩子更容易成为"高质量"的胎儿。

三、
做好两件事有助备孕成功

● 关注饮食健康

> 想要备孕成功，夫妻俩要关注饮食健康，同时远离辐射和污染。

备孕女性这样吃养出健康卵子

1. 月经期多补铁。含铁食物有动物肝脏、黑木耳、银耳、海带等。

2. 孕前 3 个月补充叶酸。孕早期缺乏叶酸，可导致胎儿神经管发育缺陷及增加唇腭裂、先天性心脏病的发生率。

3. 多吃豆制品。豆腐、豆浆中含大量植物蛋白，能够使卵巢更结实、卵子更健康。

4. 每天一小杯红酒提高卵子活跃性。红酒中的多酚可以让卵子更健康。注意，不是所有的酒都能保养卵巢。

备孕男性要摄入五大类食物

❶ 高维生素。年轻的丈夫们多吃一些含有高维生素的食物，对提高精子的质量有很大帮助。多吃时令蔬果就可以满足需求。

❷ 优质蛋白质。优质蛋白质包括三文鱼、牡蛎、深海鱼虾、各种瘦肉、动物肝脏、乳类、蛋类等。

❸ 矿物质和微量元素。无须单独补充，多吃些高维生素食物就可以了。

❹ 能量。能量的主要来源是饮食当中的各种主食，包括米饭、五谷杂粮、干鲜豆类等。

❺ 叶酸。男性体内叶酸不足时，男性精液的浓度会降低，精子的活动能力减弱，使得受孕困难。

Tip：提高精子质量应这样做

1. 多参加锻炼。

2. 少去桑拿房、蒸汽浴室。高温蒸浴直接伤害精子，还抑制精子生成。

3. 戒烟戒酒。

4. 放松心态。精神压力过大也对精子的成长有负面影响。所以男性应做些能让自己放松的事情，如散步、洗澡等，然后再享受性生活。

5. 把手机放在上衣口袋。手机放在裤子口袋里、笔记本电脑放在膝盖上、穿紧身裤都会提高阴囊温度，伤害精子，所以应把手机放在上衣口袋。

6. 谨防装修污染。新装修的房子不要立刻入住。

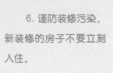
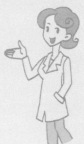

远离辐射源和污染源

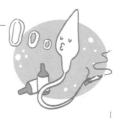

化学环境因素。主要是日常生活中接触到的一些化学物质，如铝、铅、汞、尼古丁、酒精、咖啡因等。这些都是造成胎儿大脑及神经系统缺陷的祸首。

铝。尽量减少使用含铝药物及铝制炊具。

汞。汞可引起胎儿畸形，因此妇女妊娠后也要避免接触汞，尤其是从事与汞有关行业的女性。

铅。长期与铅接触的女性，在妊娠前后一段时间，应脱离含铅环境。

酒精。酒精是公认的人类致畸物质。胎儿畸形的发生率与妊娠期饮酒量呈正比关系，包括丈夫有嗜酒史，也能引起胎儿畸形。

尼古丁。众所周知，吸烟孕妇的胎儿体重较正常儿低，且常伴有发育迟缓、智力低下等现象。动物实验还证实吸烟可引起畸形，其影响程度与吸烟数量及吸烟年限有关。

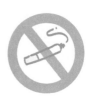

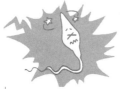

物理环境因素。包括电离辐射、噪声、高体温和微波四类。

电离辐射

即放射诊断（包括 X 线片与 CT 等）。在孕期接触大量放射线可使胎儿染色体断裂、畸变，造成胎儿畸形。

高体温

不管何种原因引起的母体体温升高，胚胎都会受到影响。孕妇体温若超过 38.9℃，则应当考虑终止妊娠。

微波

最典型的微波辐射就是微波炉。职业性接触微波的人群中，男性的子代中先天愚型发病率高，而女性妊娠后容易流产。

强烈噪声

孕妈妈接触噪声声级超过 85～90 分贝可导致自然流产与低体重儿发生率增高。妊娠期理想的声音环境是：不低于 10 分贝，不高于 35 分贝。

妻子应接受孕期的各种变化

每一个人生阶段都有别样的风景与精彩，尤其是做母亲，这是造物主赐给女性的特别礼物。感受一个生命由无到有，体会生命奇迹的律动，那种喜悦是男性无法企及的。

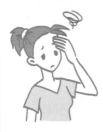

孕妇变丑？怀孕期间受各种激素的影响，可能出现面部长斑、体态改变等。有些女性甚至因此拒绝怀孕，或在孕期采取减肥行动。殊不知，这样会对本人及宫内宝宝均产生不利影响。

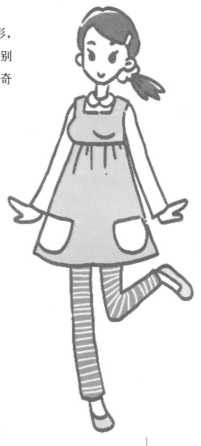

要调整好自己的心态。从大的方面来说，正是因为女性的妊娠分娩才有了人类的延续，才有了人类进化的种种可能，这样的生理构造是女性独有的最美好的礼物。对爱情来说，成功的爱情大多会随着时间的流逝而转化为亲情，而孩子是亲情的一个最重要的维系点。所以，对于大部分的小家庭来讲，有了孩子会更加稳固。

妻子应控制焦虑

当工作紧张、人际关系紧张、婚姻出现问题时，女性更容易情绪波动，焦虑不安。

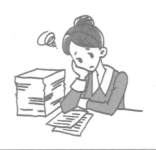

压力影响内分泌。压力持续存在时，体内会产生一种叫做儿茶酚胺的"焦虑激素"，打破原有的激素平衡，导致内分泌紊乱，影响卵巢排卵能力，甚至孕中也能通过胎盘影响胎儿。为了更顺利怀孕，孕前女性应该设法放松身心，缓解压力。

丈夫的帮助很重要

对于女性的种种担忧，需要家人，特别是丈夫的关心和呵护。丈夫可以经常告诉妻子："怀孕时的你更美，更充满女人味。"减轻妻子的思想压力。

有的女性还会担心自己不能担负起教育的重任；担心自己给予了孩子生命，却没能帮助孩子以最好的方式成长。对于这样的担心，丈夫要多多安慰妻子，要告诉妻子："将来养育孩子不是你一个人的事情，也是我的责任，我们全家人都会全力以赴的。"

准爸爸也要做好孕前心理准备

丈夫也会有许多的心理压力。比如担心妻子教育孩子的能力与经验；担心成为母亲后的妻子将情感转移到孩子身上，完全忽略掉自己；担心因为照顾妊娠期的妻子而承担过多的家庭事务，从而影响自己的事业发展；担心妻子因为妊娠与分娩在形体与性格方面发生太大的变化……

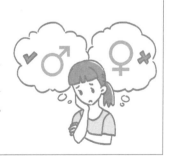

女性在怀孕期间会出现生理和心理上的不适，丈夫要正视这一点，多分担家务，多陪伴妻子；尤其是每次的产检，尽量陪同前往；平时跟妻子共同做胎教。这样不仅能大大减轻妻子的心理压力，同时也能深刻体会和孩子共同成长的喜悦。

老人不要有"重男轻女"思想

计划生育提倡一对夫妇只生一个孩子，但受传统重男轻女思想的影响，一些老人，尤其是爷爷、奶奶往往希望生一个"带把儿"的小孙子。这势必会给备孕女性带来心理压力，或其他不良影响。

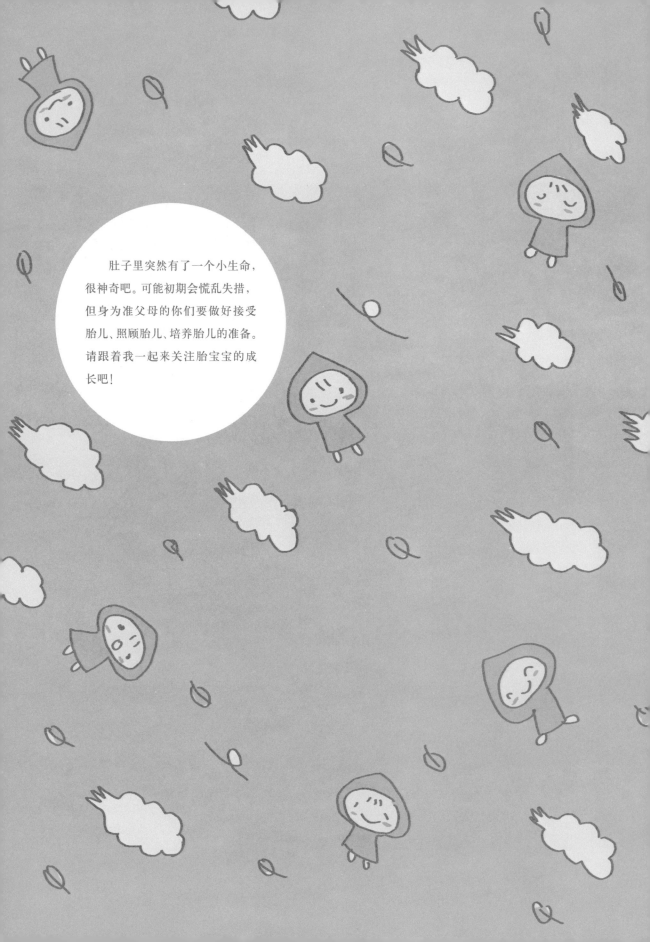

肚子里突然有了一个小生命，很神奇吧。可能初期会慌乱失措，但身为准父母的你们要做好接受胎儿、照顾胎儿、培养胎儿的准备。请跟着我一起来关注胎宝宝的成长吧！

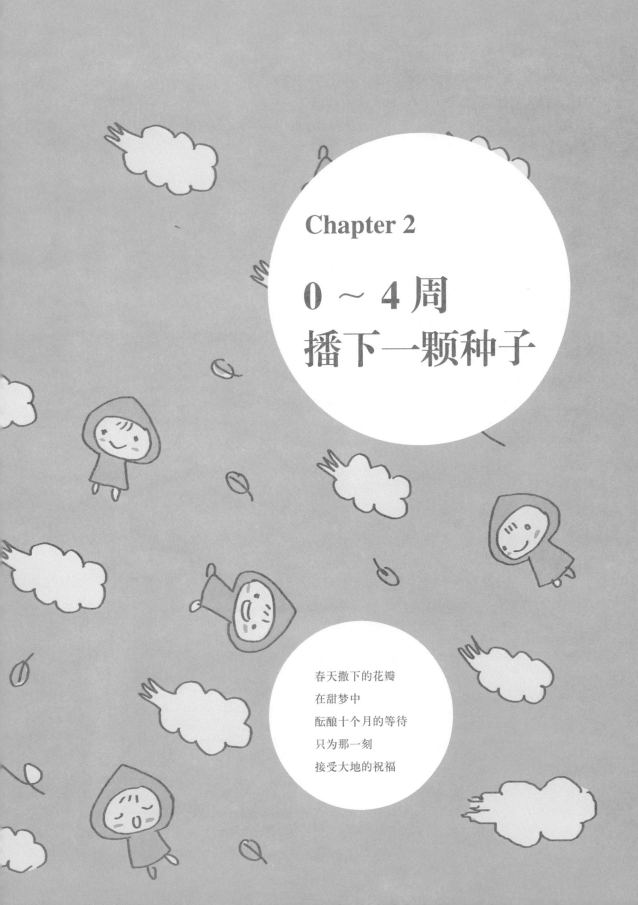

Chapter 2

0 ～ 4 周
播下一颗种子

春天撒下的花瓣

在甜梦中

酝酿十个月的等待

只为那一刻

接受大地的祝福

发育中的胎儿和孕妈妈的感觉

第1周

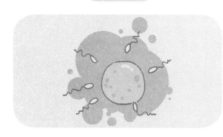

　　精子和卵子还分别存在于爸爸妈妈体内。精子就像小蝌蚪，最先遇到卵子的精子头部穿入卵细胞，实现与卵子亲密接触。卵子很专一，一般情况下只要迎进一个精子，它的表面就会释放出某种化学物质，用不了几秒钟，其他的精子就不可能再钻进来了。

第2周

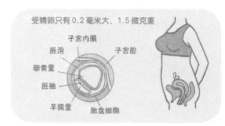

受精卵只有0.2毫米大、1.5微克重

子宫内膜　胚泡　子宫腔　卵黄囊　胚胎　羊膜囊　胎盘细胞

　　受精卵着床。子宫有鸡蛋那么大，与妊娠前没有什么不同。有些孕妈妈毫无感觉，有少数的孕妈妈则会出现身体发热、疲乏无力、畏寒等类似感冒的症状。

第3周

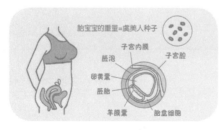

胎宝宝的重量=虞美人种子

子宫内膜　胚泡　卵黄囊　胚胎　羊膜囊　子宫腔　胎盘细胞

　　胚胎已经植入子宫内膜层下面，并生长十分迅速：羊膜囊与羊膜腔（位于子宫内包含着羊膜囊、羊水和正发育着的胎儿的地方）开始形成。卵黄囊将会出现（这部分组织将会发育成宝宝的消化道）。

第4周

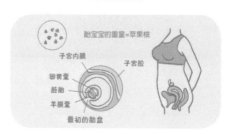

胎宝宝的重量=苹果核

子宫内膜　卵黄囊　胚胎　羊膜囊　子宫腔　最初的胎盘

　　"最初的线条"出现了，这是大脑及脊髓的前身。现在已经可以分得出胎儿的头部及尾部了。真正的胎盘到这周才开始形成。

孕妈妈几乎没有感觉

这个时期，绝大多数孕妈妈并没有察觉到自己的变化，也没有什么生理上的不适感。但实际上，一个新生命已经萌芽了。

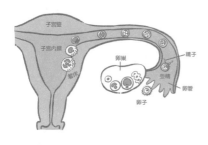

这段时间，精子与卵子已经结合，形成受精卵。受精卵分裂为双细胞，双细胞再分裂、发育成多细胞桑椹胎，进入子宫，在子宫内膜着床，妊娠开始。当细胞在输卵管中发育时，子宫内膜变厚，营造出适宜胚胎生长的环境。请记住末次月经时间，它是妊娠的第0周0天。

不要旅行，减少体育运动

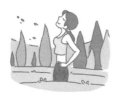

一般家务都可以做，但尽量不要旅行，并减少体育运动。因为孕早期是容易导致流产的时期，在进入比较稳定的孕中期以前，最好不要旅行。

最好避免性生活

孕早期胚胎和胎盘在子宫内都处于不稳定状态，最容易引起流产。所以孕早期性生活应特别谨慎，避免激烈、频繁以及动作难度大的性行为。建议避免性生活，采取边缘性接触，通过搂抱、抚摸、亲吻的方式达到性满足。

最好少驾车

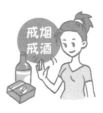

因为驾车容易增加疲劳。一定要驾车时须系安全带，孕中晚期驾车还须确保横向安全带托住腹部，以避免急刹车腹部受到冲撞。

戒烟酒

如果意外怀孕的话，这时候就要禁烟戒酒啦。

对策

· 经常告诫自己"我不再吸烟（喝酒）啦"。

· 经常喝水能让心情放松，但不要喝过甜的饮料。

· 经常漱口刷牙。

· 想要吸烟（喝酒）的时候告诉自己"我再忍两分钟"，忍一忍就过去了。

· 淋浴。热水以及沐浴液的清香都可以放松心情。

· 经常外出活动分散注意力。

· 听一听音乐；嚼低热量的口香糖。

Tips

从现在开始到生完后的3个月内坚持使用专业的母婴系列防妊娠纹的按摩霜或按摩油按摩腹部，可以增强腹肌弹性。有效预防妊娠纹。手法如图所示：绕着肚脐画圈；从肚脐向两边按摩；从肚脐向上按摩。

二、四种方法确定怀孕

如果怀孕，身体会有信号，比如停经、体温升高或者早孕反应。

体温升高

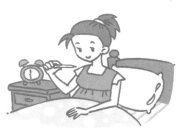

月经规则的女性，在一个月经周期中，排卵后基础体温上升 0.5℃左右，一直维持到下次月经来潮才开始下降。怀孕后由于妊娠黄体酮对体温中枢的影响，体温会继续维持在高水平而不下降。

基础体温的测量需要把体温计（建议使用专门的基础体温计）放在床边容易拿到的地方，第二天早晨睡醒后将体温计放到舌下，闭上嘴大约 5 分钟，然后把体温数值记录下来就可以了。一定要做到每天坚持记录，而且记录的时间要固定。

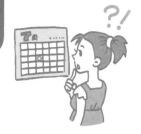

停经

停经是怀孕的第一信号。一般来说，月经正常，又没有采取任何避孕措施的育龄女性，如果超过正常月经期一周没来月经，就要考虑妊娠的可能。

用早孕试纸检测

人绒毛膜促性腺激素，即 HCG，一般在受精卵着床几天后才出现在尿液中，一般停经两三天后就可以检测是否怀孕。月经周期长或排卵异常的妇女需在停经 40～44 天的时候才可能检测出。最好用晨起尿液检测。

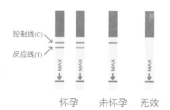

控制线(C)
反应线(T)

怀孕　　未怀孕　　无效

医院尿检

当利用早孕试纸检测为阳性时，务必到医院明确是否真的受孕。避免出现假孕现象。

> **Tips**
>
> 《女职工劳动保护特别规定》：任何单位不得在女职工怀孕期、产期、哺乳期降低其基本工资。女职工怀孕期间不得延长劳动时间，一般不得安排其从事夜班劳动。怀孕女职工不能胜任原劳动的，应当根据医务部门的证明，予以减轻劳动量或者安排其他劳动。

孕妇营养与胎儿的健康、智力发育有密不可分的关系。研究发现孕期叶酸缺乏与胎儿神经管畸形有关；钙与胎儿骨骼发育和孕妇妊娠高血压有关；缺铁可导致孕妇贫血，胎儿早产、流产；母体健康直接影响着胎儿的智力和健康，等等。所以，怀孕后要学会吃"好"。

均衡营养，搭配合理为要

怀孕早期饮食计划宜均衡营养，避免营养不良或营养过剩。在营养全面、合理搭配的基础上再补充钙、铁、铜、维生素A，其主要包含在红绿色蔬菜、鱼、蛋、动物肝脏、内脏、鱼肝油中。

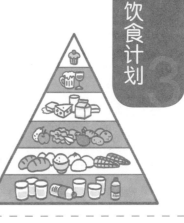

少量甜品

忌各种酒类饮品

奶制品1～2份

蔬菜水果大量

全谷类食物每餐有

大量的水

孕妇饮食十禁忌

饮茶

使人的中枢神经兴奋。

饮酒

酒精会伤害胎儿的大脑。

咖啡

咖啡因有致基因突变的可能。

高盐

避免引发妊娠高血压。

高糖

以免血糖过高，不利优生。

霉变食物
谨防出现食物中毒。

滥服补品
可能导致阴虚阳亢等症状。

盲目补钙

补钙过量可能得高血钙症。

只吃精粮

易缺人体必需的微量元素。

高脂饮食

易出现巨大儿，不利顺产。

孕早期饮食三原则

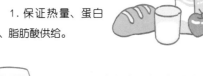

1. 保证热量、蛋白质、脂肪酸供给。

2. 孕妈妈应补充足够脂肪酸。植物油是脂肪酸的理想来源，孕妈妈可以选择芝麻油、豆油、花生油等。

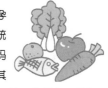

3. 摄入充足的维生素。孕初期也正是胎儿脑及神经系统迅速分化时期，所以，孕妈妈要注意补充多种维生素（尤其是叶酸、维生素B$_2$、维生素B$_6$等）的摄入，多吃一些蔬菜和水果来补充各种维生素。

四、计算预产期 4

四种办法计算预产期

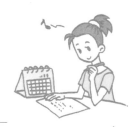

❶ 末次月经。从末次月经第一天向后推第 280 天；或月份为末次月经月份加9或减3（大于3减3；否则加9），日期为天数加7。

❷ 根据胎动日期计算。一般胎动开始于怀孕后的 18 ~ 20 周。计算方法为：初产妇是胎动日加 20 周；经产妇是胎动日加 22 周。但该方法并不是很准确。

❸ 根据同房日期计算。有些细心的准妈妈能够清楚记录自测排卵期及同房时间。此时同房时间即为妊娠两周；该方法与试管婴儿胚胎植入原理相同（胚胎植入之日即为妊娠两周）。

❹ 根据 B 超检查推算。B 超检测头臀径（CRL），可用于推测 8 ~ 13 周的妊娠，计算方法为：孕周 =CRL+6.5。这是目前最准确的核对孕周方法。

超过 13 周以上，可采用双顶径来计算孕周。

孕期	个月	周	天数	阶段
孕早期	1个月	1	0 ~ 7	早期流产
		2	8 ~ 14	
		3	15 ~ 21	
		4	22 ~ 28	
	2个月	5	29 ~ 35	
		6	36 ~ 42	
		7	43 ~ 49	
		8	50 ~ 56	
	3个月	9	57 ~ 63	
		10	64 ~ 70	
		11	71 ~ 77	
		12	78 ~ 84	
孕中期	4个月	13	85 ~ 91	
		14	92 ~ 98	
		15	99 ~ 105	
		16	106 ~ 112	
	5个月	17	112 ~ 119	晚期流产
		18	120 ~ 126	
		19	127 ~ 133	
		20	134 ~ 140	
	6个月	21	141 ~ 147	
		22	148 ~ 154	
		23	155 ~ 161	
		24	162 ~ 168	
	7个月	25	169 ~ 175	
		26	176 ~ 182	
		27	183 ~ 189	
		28	190 ~ 196	
	8个月	29	197 ~ 203	
		30	204 ~ 210	
		31	211 ~ 217	
		32	208 ~ 224	
孕晚期	9个月	33	225 ~ 231	早产
		34	232 ~ 238	
		35	239 ~ 245	
		36	246 ~ 252	
	10个月	37	253 ~ 259	
		38	260 ~ 266	足月产
		39	267 ~ 273	
		40	274 ~ 280	
	11个月	41	281 ~ 287	
		42	288 ~ 293	
		43	294 ~ 301	
		44	302 ~ 308	过期产

预产期查阅对照表

浅色列找到最后一次月经的月份和日期，再对照下一深色列的月份和日期，即为预产期。

1月	1	2	3	4	5	6	7	8	9	10	11	12	13	14	15	16	17	18	19	20	21	22	23	24	25	26	27	28	29	30	31	1月
10月	8	9	10	11	12	13	14	15	16	17	18	19	20	21	22	23	24	25	26	27	28	29	30	31	(1	2	3	4	5	6	7	11月
2月	1	2	3	4	5	6	7	8	9	10	11	12	13	14	15	16	17	18	19	20	21	22	23	24	25	26	27	28				2月
11月	8	9	10	11	12	13	14	15	16	17	18	19	20	21	22	23	24	25	26	27	28	29	30	(1	2	3	4	5				12月
3月	1	2	3	4	5	6	7	8	9	10	11	12	13	14	15	16	17	18	19	20	21	22	23	24	25	26	27	28	29	30	31	3月
12月	6	7	8	9	10	11	12	13	14	15	16	17	18	19	20	21	22	23	24	25	26	27	28	29	30	31	(1	2	3	4	5	1月
4月	1	2	3	4	5	6	7	8	9	10	11	12	13	14	15	16	17	18	19	20	21	22	23	24	25	26	27	28	29	30		4月
1月	6	7	8	9	10	11	12	13	14	15	16	17	18	19	20	21	22	23	24	25	26	27	28	29	30	31	(1	2	3	4		2月
5月	1	2	3	4	5	6	7	8	9	10	11	12	13	14	15	16	17	18	19	20	21	22	23	24	25	26	27	28	29	30	31	5月
2月	5	6	7	8	9	10	11	12	13	14	15	16	17	18	19	20	21	22	23	24	25	26	27	28	(1	2	3	4	5	6	7	3月
6月	1	2	3	4	5	6	7	8	9	10	11	12	13	14	15	16	17	18	19	20	21	22	23	24	25	26	27	28	29	30		6月
3月	8	9	10	11	12	13	14	15	16	17	18	19	20	21	22	23	24	25	26	27	28	29	30	31	(1	2	3	4	5	6	7	4月
7月	1	2	3	4	5	6	7	8	9	10	11	12	13	14	15	16	17	18	19	20	21	22	23	24	25	26	27	28	29	30	31	7月
4月	7	8	9	10	11	12	13	14	15	16	17	18	19	20	21	22	23	24	25	26	27	28	29	30	(1	2	3	4	5	6	7	5月
8月	1	2	3	4	5	6	7	8	9	10	11	12	13	14	15	16	17	18	19	20	21	22	23	24	25	26	27	28	29	30	31	8月
5月	8	9	10	11	12	13	14	15	16	17	18	19	20	21	22	23	24	25	26	27	28	29	30	31	(1	2	3	4	5	6	7	6月
9月	1	2	3	4	5	6	7	8	9	10	11	12	13	14	15	16	17	18	19	20	21	22	23	24	25	26	27	28	29	30		9月
6月	8	9	10	11	12	13	14	15	16	17	18	19	20	21	22	23	24	25	26	27	28	29	30	(1	2	3	4	5	6	7		7月
10月	1	2	3	4	5	6	7	8	9	10	11	12	13	14	15	16	17	18	19	20	21	22	23	24	25	26	27	28	29	30	31	10月
7月	8	9	10	11	12	13	14	15	16	17	18	19	20	21	22	23	24	25	26	27	28	29	30	31	(1	2	3	4	5	6	7	8月
11月	1	2	3	4	5	6	7	8	9	10	11	12	13	14	15	16	17	18	19	20	21	22	23	24	25	26	27	28	29	30		11月
8月	8	9	10	11	12	13	14	15	16	17	18	19	20	21	22	23	24	25	26	27	28	29	30	31	(1	2	3	4	5	6		9月
12月	1	2	3	4	5	6	7	8	9	10	11	12	13	14	15	16	17	18	19	20	21	22	23	24	25	26	27	28	29	30	31	12月
9月	7	8	9	10	11	12	13	14	15	16	17	18	19	20	21	22	23	24	25	26	27	28	29	30	(1	2	3	4	5	6	7	10月

远离感染源，预防感染

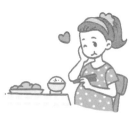

孕期感染对孕妇和胎儿都有危害，而且不易被发现，所以应以预防为主。

◆ 科学饮食。杜绝劳累，保持良好的身体状况。

◆ 不要与有传染病的人接触。杜绝各种传染机会，减少患病机会。

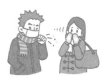

◆ 注意个人卫生。经常洗澡，多洗手，尤其注意阴部卫生。

◆ 注意环境卫生。保持居室清洁卫生，经常开窗通风和日晒。

◆ 接触猫、狗等宠物后定要彻底洗手。弓形虫通常寄养在猫、狗等动物粪便中。

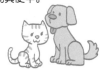

5

怀孕是正常的生理活动，孕妇在怀孕期间大可不必中断或减少正常的各种活动，一般可以照常工作和从事普通家务劳动。但怀孕期间进行运动时要注意适度，切不可按照怀孕前的习惯去运动。尤其在怀孕的早期即前3个月，因为这时胚胎在子宫里还没有牢固地"扎下营盘"，运动不当很可能会导致流产。

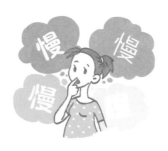

孕期运动一个字：慢

怀孕前3个月，胚胎正处于发育阶段，胎盘和母体子宫壁的连接还不紧密，动作不当很可能使子宫震动，造成胎盘脱落，引起流产。孕妈妈应尽量选择缓慢运动，不做跳跃、扭曲或快速旋转等运动。

孕初期的运动方案

散步。每天保证15～20分钟的散步时间，对孕妈妈和胎宝宝都有好处。可以每天早起和晚饭后散散步，并适当增加爬坡运动。最初5分钟要慢走，做一下热身运动。最后5分钟也要慢些走，使身体慢慢放松。散步的时间和距离以自己不觉劳累为宜。

散步时衣服穿着应便于行动，最好是软底的运动鞋。散步前认真规划路线，避开车多、人多和台阶、坡度陡的地方。散步时留心周围的车辆、行人以及玩耍的儿童。散步途中感到不舒服，立刻休息。

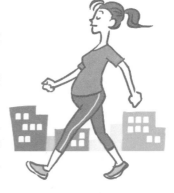

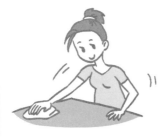

节奏性的有氧运动。慢跑、跳简单的韵律舞、爬爬楼梯等一些有节奏的运动，可以每天定时做一两项。但是，像跳跃、扭曲或快速旋转的运动都不能进行，骑车更应当避免。日常的家务如擦桌子、扫地、洗衣服、买菜、做饭都可以进行。当然如果反应严重、呕吐频繁，就要适当减少家务劳动了。

长时剧烈运动会造成流产

完全不做运动

每周激烈运动 7 小时以上

英国南丹麦大学对超过 9 万名孕妇做调查发现：每周做 7 小时或以上激烈运动的孕妇，在怀孕初期即第 18 周或以前的流产机会，比完全不做运动的孕妇高 3.5 倍。

孕初期运动注意事项

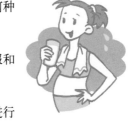

◆ 咨询医生何种运动适合自己。

◆ 穿宽松衣服和舒适运动鞋运动。

◆ 运动前后进行热身和放松运动。

◆ 喝足量的水，运动中多休息。

Tips：运动的环境和时间很重要

花草茂盛、绿树成荫的地方，空气清新、氧气浓度高，灰尘和噪声都较少，对母体和胎儿的身心健康大有裨益。城市中下午 4 点到 7 点之间空气污染相对严重，孕妇要注意避开这段时间锻炼和外出。

游泳。孕期游泳可以增加心肺功能，而且水的浮力大，可以减轻关节的负担。游泳让全身肌肉都参加了运动，促进了血液流通，能让宝宝更好地发育。同时，孕期经常游泳还可以改善情绪，减轻妊娠反应，对宝宝的神经系统有很好的帮助。

游泳时动作要轻且缓慢，时间不宜过长，水温不宜过低，避免肌肉痉挛。需要提醒的是，游泳要选择卫生条件好、人少的游泳池，下水前先做一下热身，下水时戴上泳镜，防止被人踢到腹部。

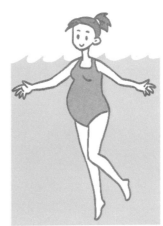

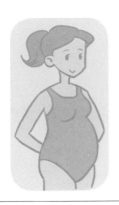

孕妈妈挑选泳衣三要素

◆ 正规的商场购买有质量保证的泳衣。

◆ 不要选择拼接较多的款式，防止拼接处开线。

◆ 选用氨纶含量 15% 以上的弹性织物，这样泳装可以随身体运动而自如伸缩。

六、孕期补充叶酸很重要

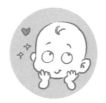

孕期缺叶酸，危险知多少

如怀孕头 3 个月内缺乏叶酸，可导致胎儿神经管发育缺陷，从而增加裂脑儿、无脑儿的发生率。孕期缺乏叶酸也会使胎儿唇腭裂、先天性心脏病的发生率大大增加。

叶酸如何补？

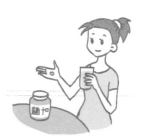

天然叶酸极不稳定性，除加强富含叶酸食物的摄入，必要时可在医生的指导下，补充叶酸制剂、叶酸片、多维生素片。如只需补充普通剂量的叶酸，可以去当地卫生室免费领取。

烹饪略改变，巧妙留叶酸

天然叶酸极不稳定，遇光、遇热就会发生氧化，容易失去活性。蔬菜贮藏 2～3 天后，叶酸会损失 50%～70%；煲汤、炖煮等烹饪方法会使食物中的叶酸损失 50%～95%；盐水浸泡过的蔬菜，叶酸的成分也会损失很大。另外，切后再洗菜，叶酸也易失。

凉拌、生吃或做蔬菜、水果沙拉最能保住叶酸；其次就是少油少盐快炒。叶酸与钙结合成叶酸钙，使叶酸和钙都失去活性，所以叶酸多的食物尽量少和含钙多的食物搭配，以便尽可能减少叶酸流失。

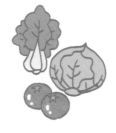

这些食物好，叶酸含量高

蔬菜

莴苣、菠菜、番茄、胡萝卜、扁豆、豆荚、蘑菇等

新鲜水果

橘子、草莓、樱桃、香蕉、葡萄、猕猴桃、梨、胡桃等

动物性食品

动物的肝脏、肾脏、禽肉及蛋类，如猪肝、羊肉等

谷物类

大麦、小麦胚芽、糙米等

豆类、坚果

黄豆、豆制品、核桃、腰果、栗子、杏仁、松子等

四道菜，巧补叶酸

凉拌菠菜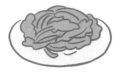

材料：菠菜 600 克，花生仁少许。

调料：盐、蒜末、香油各少许。

做法：①菠菜洗净切段焯烫后，凉水浸凉。②捞出加盐、蒜末、香油拌匀，撒上花生仁即可。

功效：利五脏、通血脉、止渴润肠、滋阴平肝、助消化。

素炒藕片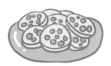

材料：鲜藕 250 克。

调料：油、葱、姜、蒜、盐、醋。

做法：①藕去皮切片。②热油锅煸香葱花、姜末、蒜末，放入藕片煸炒，加醋、盐、鸡精翻炒，起锅。

功效：清热润肺、健脾开胃、安神健脑、养胎安胎，对产后抑郁也有一定的食疗作用。

番茄煮牛肉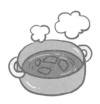

材料：牛肉块 150 克，番茄 300 克，胡萝卜 100 克。

调料：牛骨汤、鲜酱油、白糖、生粉、水淀粉、盐、植物油各适量。

做法：①胡萝卜洗净切片；番茄洗净切碎。②热油锅放牛肉块炒至半熟，加番茄末炒片刻，加胡萝卜片、鲜酱油、白糖、生粉、盐和牛骨汤，慢火煮 10 分钟，水淀粉勾芡即可。

功效：能促进胎儿生长发育。

番茄烧丝瓜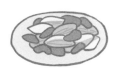

材料：番茄 50 克，嫩丝瓜 500 克。

调料：盐、姜汁、水淀粉、香油、生油、料酒各少许。

做法：①番茄洗净切片；丝瓜去皮切片，下沸水锅焯透。②热油锅下番茄、丝瓜翻炒，烹姜汁，放料酒、盐、鸡精，加水烧沸改小火烧入味，水淀粉勾芡，淋香油出锅。

功效：清热化痰、凉血解毒、调理孕期不适，主治痰喘咳嗽、产妇乳汁不下等病症。

提倡孕期用小剂量叶酸

叶酸有各种剂量，不同剂量的叶酸用途也不一样。孕期提倡用 0.4 ~ 0.8 毫克的小剂量叶酸。但之前出生过有神经管缺陷孩子的孕妇要服用 5 毫克的大剂量叶酸。

七、
顺利选择防辐射孕妇装

孕妈妈购买防辐射服时，建议买稍微大一点儿。这样当自己身体随孕期增加而增长时也可以继续穿着，太紧的衣服不利于宝宝生长。款式可以根据自己的喜好选择。

看面料

现在市面上大致有以下三种面料的防辐射服。

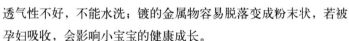

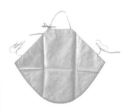

镀层的（最好的也就是镀纳米银）防辐射孕妇装。缺点是手感硬，透气性不好，不能水洗；镀的金属物容易脱落变成粉末状，若被孕妇吸收，会影响小宝宝的健康成长。

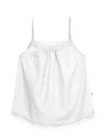

离子银纤维防辐射孕妇装。面料介于混纺与金属镀层之间，防辐射效果好，轻薄、透气、柔软、能水洗，抗菌、除臭。但是价格比较贵。

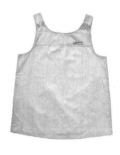

金属丝混纺制品防辐射孕妇装。手感好、透气性好，可以水洗，但质量好坏不容易区分。有些追求利润的生产厂家用含铬成分高的粗金属纤维织成防辐射孕妇装，以屏蔽手机信号，但是这种含铬成分高的防辐射孕妇装对电脑、电视等一些其他常用有辐射的电器不起作用。同时从技术上讲，金属纤维铬这种物质对人体有一定的副作用。建议各位孕妈妈慎重选择这种金属纤维铬防辐射孕妇装。

看防护效果

普通的防辐射孕妇装大概只有 25% 的金属纤维，而超强防护的大概有 30% 的金属纤维，适合在机房工作或者工作环境中有超过 50 台电脑的孕妇穿。

大多数人以为金属纤维的质量占面料总质量的百分比越高，防辐射孕妇服的防辐射效果就越好。这个看法是不够准确的。因为，这忽略了一个更重要的评价标准——金属纤维密度。其实防辐射的效果与金属纤维的密度相关，而不是重量。

❸ 用防护服将手机严密包住后绝大部分手机信号有衰减的防护。

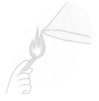

❹ 取一小块防辐射产品配送的布料，点燃后检查未烧化的部分，可见成网状的防辐射金属丝纤维。

❶ 将衣服遮在电脑屏幕前，把手机放置于电脑显示器旁，拨打该手机时电脑显示屏抖动明显减弱。

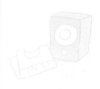

❷ 把手机放在音响旁边，有电话来时，音响会发出杂音，用衣服包住手机，再拨打电话，杂音会明显减弱。

❺ 用万用表或感应笔去测量防辐射织物是否有导电现象，有则表示有金属纤维存在，具有防辐射功能。

防辐射孕妇服装如何洗涤

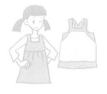

涂层的防辐射产品是不可以用水洗的，水洗会使涂层受到影响，从而降低防辐射的能力。为避免不可洗的弊端，一般涂层类防护服的产品都采用夹层式生产。当需要洗涤时，你可以先将夹层内的涂层取出，然后再清洗。

不要用力搓洗。用力搓洗特别容易使金属丝断裂从而失去防辐射功能。建议用洗衣机的轻柔洗涤程序，洗完后直接拎起来晾干。

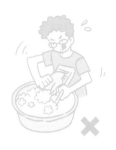

也可以用手轻柔地洗。避免用碱性较强的洗衣粉，普通的中性皂粉就行。清洗后不要用力拧干，直接从水中拎起晾干。

八、避孕失败后的受孕

带环受孕

由于节育环属于宫内异物，它的存在会增加流产的危险性。约有半数会发生流产、早产，甚至死胎。而随着胎儿的发育长大，节育环还有可能套住宝宝肢体。另外，节育环在阴道中还有引发炎症的风险。因此，凡带环怀孕的应及早进行人工流产并取出节育环。

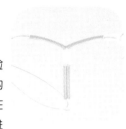

口服避孕药期受孕

一般建议停用口服避孕药3～6个月以后再受孕。大多数口服避孕药都含有抑制排卵的雌激素，以及使精子不易通过宫颈黏液的孕激素，可能引起女婴男性化。用药期间意外受孕，应向医生咨询后再做决定。

用杀精剂怀孕

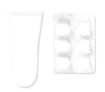

如果这些药不失效，用法得当，是不会出现意外怀孕的。反之，如果避孕失败，说明所含的杀精子药失效，或放置阴道内的位置不当，未起到作用，在这几种情况下怀孕，一般对胚胎发育不会造成伤害。但由于化学药品对精子有明确的损伤影响，孕妈妈应咨询医生后做决定。

输卵管结扎后怀孕

通常行输卵管结扎术后再次怀孕的概率极低。但有时因结扎输卵管位置的原因，可能导致手术失败。此时如意外受孕，往往容易出现宫外孕。故当咨询医生，做相关检查，避免发生危险。

其他避孕方法

避孕套、阴道隔膜、安全期避孕及体外排精等避孕方法，都是通过阻断精卵相遇而避孕的。避孕失败，实际上是精子和卵子相遇的结果，精子和卵子并未受到损伤，一般继续怀孕对胎儿没有影响，不需要终止妊娠。

> **Tips：**
>
> 因怀孕而不自知照过一次胸透，孩子要不要？其实50MGy以上剂量的辐射才会引起胎儿畸形。胸透在上腹部，而且剂量只有0.05MGy，影响不大。但整个孕期应做围产期检查。

药物对胎儿的影响

受精后至受精 18 天：一旦药物对胚胎产生影响，即可干扰着床而导致流产；或者完全恢复不留任何后遗症。此时精子及胚胎不易受药物影响。可记录基础体温，如高温期持续 14 天以上即停止服用有致畸作用的药（妊娠期间有禁忌的药物，一定要在非孕状态下应用）。

妊娠 4 周 0 天至妊娠 4 个月末：此期间正值胎儿器官形成的关键时期，即从受精 19 ～ 37 天是胎儿的中枢神经系统、心脏、消化道、四肢等重要脏器发生分化的关键时期，容易受到外界不良因素的影响，导致出现畸形。此时可视为胚胎最敏感时期（临界期）。

妊娠 8 周后：胎儿的身体会出现一些细微改变：一为外生殖器分化，二为口咽部分化完成。此时从睾丸可分泌睾酮。肛门直肠间的距离延长，大阴唇隆起部愈合；妊娠 12 ～ 14 周期间外阴部的分化已经完成。当服用丹纳唑时，因其有一定雄激素，可导致女婴男性化。

妊娠 5 个月后：服用的药物一般不会引起形态学异常，但对胎儿会产生其他影响，即所谓的胎儿毒性反应。包括导致胎儿生产环境恶化（例如减少胎儿尿量，导致羊水过少，抑制胎儿的生长发育，导致胎死宫内）。在分娩前如果服用非甾体类抗炎制剂可导致胎儿尿量减少及动脉收缩。

不同药物的安全性

药物进入到母血中之后通过胎盘影响胎儿，同一药物不增加母血中药物浓度的施药途径对胎儿安全性越高。

对胎儿的影响：

血管内应用＞口服＞局部给药

因此支气管哮喘时使用的吸入剂，治疗花粉症时应用的点眼药，治疗阴道炎时使用的阴道栓剂以及妊娠期间应用的局麻药物均比全身用药安全。但外用药的某些成分也可以进入血中，甚至会发挥与静脉给药和口服给药同样的效果。

孕妇用药分级

目前我国对孕妇的用药借用了美国药物和食品管理局制定的标准，分级如下：

A 级药物：对孕妇安全，对胚胎、胎儿无危害，如治疗甲状腺功能低下的优甲乐。

B 级药物：对孕妇比较安全，对胎儿基本无危害，如青霉素、头孢类抗生素等。

C 级药物：仅在动物实验研究时证明对胎儿致畸或可杀死胚胎，未在人类研究证实，孕妇用药需权衡利弊，确认利大于弊时方能应用。

D 级药物：对胎儿危害有确切证据，除非孕妇用药后有绝对效果，否则不考虑应用。

X 级药物：可使胎儿异常，在妊娠期间禁止使用。

爸爸妈妈，
请让你们的爱
永远环绕着我，
像太阳的光芒
给我永恒的自由。

Chapter 3

5～8周
孕之初体验

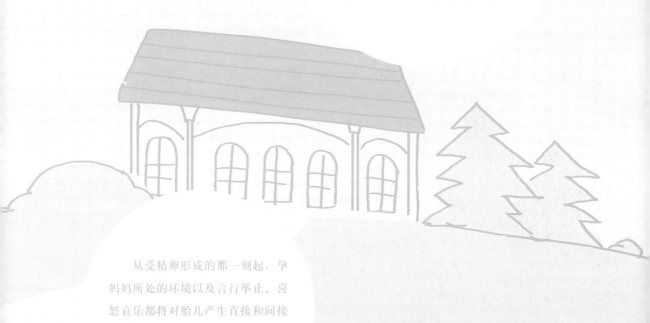

从受精卵形成的那一刻起，孕妈妈所处的环境以及言行举止、喜怒哀乐都将对胎儿产生直接和间接的刺激，对胎儿的生理、心理发育产生有利或有害的影响。

发育中的胎儿和孕妈妈的感觉

第 5 周

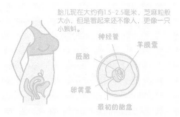

胎儿现在大约有1.5~2.5毫米，芝麻粒般大小，但是看起来还不像人，更像一只小蝌蚪。

神经管　羊膜囊
胚胎
卵黄囊
最初的胎盘

胎儿心脏里4个最初的心室正在发育，胸腔和腹腔也正在形成。其幼小的心脏现在的功能与其成熟后的功能完全一致，即将富含氧气及营养的红细胞输送到全身，以满足发育中组织的需求。现在胎儿看起来就像子宫壁上的一个小肿块，整个"小肿块"从子宫壁上大约突出6.4 毫米。

第 6 周

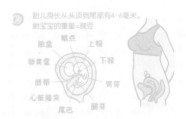

胎儿身长从头顶到尾部有4~6毫米。胎宝宝的重量=豌豆

胎盘　眼点　上颚
卵黄囊　　　下颚
脐带　　　臂芽
心脏隆突　　腿芽
尾巴

胎儿眼睛内的晶状体开始形成，它可以使进入眼睛的光线聚集在清楚的影像上。胎儿的胳膊看起来像两只鱼鳍一样。3 对肾中的第一对已经可以看到（这对肾是不具备功能的）。胎儿呈字母C 状，突出来的部分是尾部，或称底部。

第 7 周

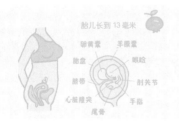

胎儿长到 13 毫米

卵黄囊　羊膜囊
胎盘　　　眼睑
脐带　　　肘关节
心脏隆突　手指
尾脊

大脑两个半球之间的分界线已经十分明显。上下颌已经出现。不管胎儿是男是女，乳腺组织都开始发育。现在的宝宝开始对触摸表现出全身性的反应。

第 8 周

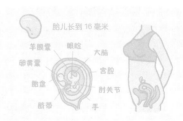

胎儿长到 16 毫米

羊膜囊　眼睑
卵黄囊　大脑
胎盘　　宫腔
脐带　　肘关节
　　　　手

心脏里面，肺动脉的主干与大动脉的主干分离。胎儿的肾脏开始产生尿液。手臂现在不仅位于指定的位置上，而且其大小也与它的发育阶段相适应。剩下的唯一任务就是完成手部的发育了。

孕妈妈生理反应明显

这个时期很多孕妈妈由于孕激素的分泌，生理和心理上都会有很多不适，我们一起了解一下。

1 孕吐

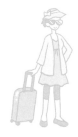

恶心、呕吐一般出现在早晨起床后数小时内。

怎么办? 正常的现象，只要保持心情愉快、情绪稳定、注意休息即可。

2 出现尿频

老是想上厕所，总觉得尿不干净，有的甚至每小时一次。

怎么办? 这是一种正常现象。不要憋尿，否则易出现炎症。

3 常有饥饿感

这种饥饿感和以前空腹的感觉有所不同。许多孕妈妈变得"爱吃"起来。

怎么办? 少量多餐。

4 精神疲乏

感到浑身乏力、疲倦，没有兴趣，整天昏昏欲睡，提不起精神。

怎么办? 大多数情况下是无害的，但如果持续发生就要引起重视，需要去医院检查。

5 胃口发生变化

平常喜欢吃的东西，突然变得不爱吃了。

怎么办? 一般半个月至一个月后症状就会自然消失。

孕妈妈心理调适

由于孕期激素变化以及生理不适，很多孕妈妈变得脆弱敏感。孕妈妈要学会调节自己的心情，这样才能真正对宝宝有好处。

◆ 转移不良情绪。出现不良情绪时，做一件高兴或喜欢的事，如浇花、听音乐，或洗温水浴、适度做家务，都能消除不良情绪。

◆ 释放烦恼。向密友倾诉，或写信、写日记。必要时，找心理医生进行咨询及疏导。

◆ 多散步。散步可以让自己心情轻松。

◆ 工作。除非医生要求休息，否则可以上班。独自一人在家反而会觉得孤独。

◆ 参加朋友聚会。与积极乐观的朋友接触，充分享受在一起的快乐，让朋友良好情绪感染自己。

6 阴道分泌物增多

阴道分泌物增多。

怎么办? 如果外阴不发痒，白带无臭味，就不用担心。

二、
第一次产前检查

产前检查的意义

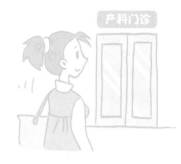

定期产前检查能连续观察了解各个阶段胎儿发育和孕妇身体变化的情况，例如胎儿在子宫内生长发育是否正常，孕妇营养是否良好；也可及时发现孕妇常见的并发症如高血压、糖尿病、贫血等，以便及时治疗，防止疾病向严重阶段发展。

一般在孕 7 ～ 8 周进行第一次系统的产前检查。

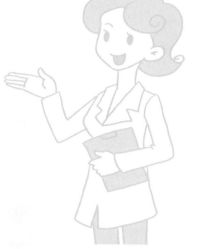

病史咨询

首先是病史咨询。从病史上我们需要了解以下内容：

- ◆ 是否高龄
- ◆ 有无家族病史
- ◆ 既往有无特殊病史，如高血压、糖尿病、肾病等
- ◆ 有无不良孕产史（如流产、胎停育、畸形儿等）
- ◆ 是否服用特殊药物
- ◆ 孕前及孕期是否接触过可能伤害胎儿的不良因素
- ◆ 本次怀孕期间有无阴道流血、腹痛

血型检查

检查项目：1.ABO 血型 2.Rh 血型。确定有无发生母儿血型不合的可能；也可作备血之用。

- ◆ 如孕妇为 O 型血，丈夫为 A 型、B 型或 AB 型血，建议夫妇查免疫抗体，及早预防 ABO 溶血。

- ◆ 如孕妇为 Rh 阴性，丈夫为 Rh 阳性，尤其既往有过流产或分娩史而未注射抗 D 免疫球蛋白，或曾分娩过有严重溶血和（或）黄疸新生儿病史者，尽早检查 Rh 系列血型抗体。

- ◆ 当血型抗体超过 1 ：64，应尽早诊治，必要时可行宫内输血治疗。抗体阴性者，建议孕期用抗 D 免疫球蛋白阻断，产后注射抗 D 免疫球蛋白。

第一次产检项目

身高、体重

　　孕妇的身高与其骨盆的前后径特别是出口的前后径成一定比例。通过体重变化，可以了解胎儿发育情况，异常体重增加提示有妊娠高血压疾病的可能。

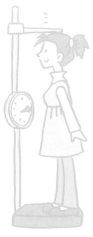

尿常规检查

　　检查项目：尿蛋白、尿糖、尿酮体，镜检红细胞和白细胞等。正常情况下，上述指标均为阴性。

　　◆ 如果尿蛋白阳性，需复查，仍为阳性，提示有妊娠高血压疾病、肾脏疾病的可能。

　　◆ 如尿糖阳性，要注意有无糖尿病的可能，需进一步检查。

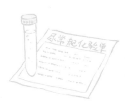

　　◆ 如果发现有红细胞和白细胞，则提示有尿路感染的可能，需引起重视，如伴有尿频、尿急等症状，需及时治疗。

梅毒血清学试验

　　检查项目：1. 螺旋体抗体血凝试验（TPHA）2. 快速血浆反应素试验（RPR）。梅毒是由梅毒螺旋体引起的一种性传播性疾病。如果孕妇患梅毒可通过胎盘直接传给胎儿，有导致新生儿先天梅毒的可能。

　　◆ 当机体感染梅毒后，会出现 RPR 抗体阳性。由于 RPR 抗体阴性的特异不高，会受到其他疾病影响而出现假阳性，此时建议作 TPHA 检查。如果该项检查阳性，则可确诊。

血常规检查

　　检查项目：血红蛋白、血小板、白细胞等。主要是判断准妈妈是否贫血，正常值是110g/L ～ 150g/L。轻度贫血对孕妇及分娩的影响不大，重度贫血可引起早产、低体重儿等不良后果。

　　◆ 白细胞在机体内起着消灭病原体，保卫健康的作用，正常值是（4～10）×10^9/L，超过这个范围说明有感染的可能，但孕期可以轻度升高，一般不超过 15×10^9/L。

　　◆ 血小板在止血过程中起重要作用，正常值为（100～300）×10^{12}/L，如果血小板低于100×10^{12}/L，则需及时到医院就诊。

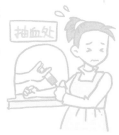

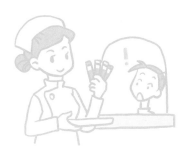

肝、肾功能检查

　　检查项目：谷丙转氨酶（ALT）、谷草转氨酶（AST）、尿素氮（BUN）、肌酐（Cr）等。这些主要是为了检查准妈妈有无肝炎、肾炎等疾病，怀孕时肝脏、肾脏的负担加重，如果上述指标超过正常范围，提示肝、肾功能不正常。

　　◆ 肝功能正常值：谷丙转氨酶 0～55U/L；谷草转氨酶 0～55U/L。

　　◆ 肾功能正常值：尿素氮 9～20mg/dl；肌酐 0.5～1.1mg/dl。

艾滋病的血清学检查

检查项目：艾滋病（HIV）抗体。

艾滋病是一种严重的免疫缺陷疾患，其病原体是 HIV 病毒。正常孕妇 HIV 抗体为阴性。

◆ 如果感染了 HIV 病毒，则结果为阳性。HIV 病毒会垂直传播给胎儿，会造成新生儿 HIV 病毒感染。

心电图检查

检查项目：心电图。这项检查是为了排除心脏疾病，以确认准妈妈是否能承受分娩。

◆ 正常情况下结果为：正常心电图。如心电图异常，需及时向医生咨询，并作进一步检查。

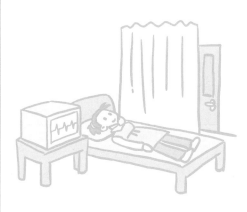

TORCH 产前筛查检查项目

风疹病毒（RV）、弓形虫（TOX）、巨细胞病毒（CMV）、单纯疱疹病毒（HSV）抗体。准妈妈在妊娠 4 个月以前如果感染了以上这些病毒，都可能使胎儿发生严重的先天性畸形，甚至流产。

◆ 最好是在准备怀孕前进行此项检查，正常为阴性，如果检查呈阳性，应经治疗后再怀孕。对于家中养宠物的准妈妈更要进行检查。

超声检查

妊娠早期通过超声波检查可准确判断妊娠周数，确定胎儿是否存活，是否为异常妊娠（葡萄胎、宫外孕等），以及是否为多胎妊娠。

丙型肝炎（HCV）病毒检查

检查项目：丙型肝炎（HCV）抗体。

丙型肝炎病毒是丙肝的病原体，75% 患者并无症状，仅 25% 患者有发热、呕吐、腹泻等。丙型肝炎病毒也可通过胎盘传给胎儿。

◆ 正常孕妇检查结果为阴性，如果为阳性，说明有丙型肝炎病毒感染，需引起医生和孕妇的重视。

阴道分泌物检查

检查项目：白带清洁度、念珠菌和滴虫、线索细胞。

◆ 正常情况下清洁度为Ⅰ～Ⅱ度，Ⅲ～Ⅳ度为异常白带，表示存在炎症。

◆ 念珠菌或滴虫阳性说明有感染，需进行相应的治疗，正常值为阴性。

◆ 当查到线索细胞时，可诊断为细菌性阴道病。因细菌性阴道病与胎膜早破、早产关系密切，一旦诊断要及时治疗。

淋病的细菌学检查

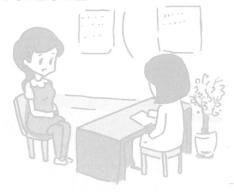

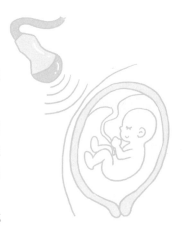

两种超声波检查

经腹部超声波：妊娠 5 周即可在宫腔内探及 GS，妊娠 6 周即可在 GS 内观察到胎芽，妊娠 7 周即可观察到心管波动。

经阴道超声波：比经腹部超声波提前一周观察到上述征象。即妊娠 4 周在宫腔内探及 GS，妊娠 5 周在 GS 内观察到胎芽，妊娠 6 周即可观察到心管波动。经阴道超声波经常用来检查宫外孕。有反复流产史者，也可用之查看宫颈管长度。没有特殊情况，用经腹部超生波即可。

GS — 胎囊

也叫孕囊。月经 28 ~ 30 天规则来潮的妇女，停经 35 天，B 超就可以在宫腔内看到胎囊。怀孕早期（怀孕前 3 个月）胎儿的胚囊在子宫的宫底、前壁、后壁、上部、中部都属正常。7 周 B 超清楚看到胎芽及胎心跳，胎囊约占宫腔的1／3 。

Tips

血常规不需要空腹，但验肝功肾功甲功、血糖就需要空腹。所以每次验血之前最好问清楚医生或护士，是否需要空腹。到了医院不要立即测血压，先静坐休息一会。

乙型肝炎（HBV）病毒学检查

检查项目：乙肝病毒抗原和抗体。在病毒性肝炎中，以乙型肝炎发病率最高，在妊娠早期可使早孕反应加重，且易发展为急性重症肝炎，危及生命。乙肝病毒可通过胎盘感染胎儿，母婴传播的概率达到 90％ 以上。

◆ 正常孕妇各项指标均为阴性。

◆ 所谓"小三阳"是指乙肝表面抗原（HBsAg）、乙肝 e 抗体（HBeAb）、乙肝核心抗体（抗 HBC）三项阳性。出现这种情况应检查 HBVDNA。HBVDNA 阳性，其垂直传播率较高；胎儿出生后应尽早注射乙肝疫苗及免疫球蛋白。

◆ 所谓"大三阳"，是指乙肝表面抗原（HBsAg）、乙肝 e 抗原（HBeAg）、乙肝核心抗体（抗 HBC）三项阳性。大三阳说明乙肝病毒处于活动期，垂直传播率比较高，新生儿出生后要尽早检测是否已感染乙肝病毒。

通常我们会建议孕妇在产检医院分娩，所以提前选择好产检医院非常重要。其中最重要的原则是保证母婴的安全。

私立医院

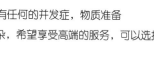

优：私立医院从最初的检查到产后，都会由一个医生负责，这会让孕妈妈在心理上产生很大的安全感；工作时间也很灵活，即使是晚上也没有问题。

劣：价格相对昂贵，而且医疗水平有限。

适用：如果孕妇没有任何的并发症，物质准备充分，觉得公立医院嘈杂，希望享受高端的服务，可以选择私立医院。

综合医院

优：医疗水平高，除了妇产科外还设有儿科、皮肤科、内科等门诊，怀孕期间如出现其他异常可及时联系相应专家会诊。而且价格适中。

劣：每次检查几乎都是不一样的面孔，生产时的医生也几乎是随机的。而且人很多，等的时间很长。

适用：曾有流产或早产经历，患有糖尿病、心脏病等并发症的，以及高龄分娩等孕妇，适合选择综合医院。

妇产专科医院

优：妇产专科医院的专业性更强，这里的医生对于孕妇的各种症状、甚至一些特殊的产科并发症都更有经验。大部分妇产专科医院还拥有针对不孕不育或者畸形儿的特殊门诊，有需要的孕妇可以得到专业咨询。有的妇产专科医院还设立了有关胎教的讲座，以便让孕妇学习并选择。有些妇产专科医院还会像私立妇产医院那样有指定医生。分娩费用与综合医院基本一致。妇产专科医院的产科病房比综合医院的产科病房多，而且大多能提供更具人性化的服务，比如让丈夫陪产、为新生儿提供游泳、按摩等服务。

劣：一些知名妇产专科医院就诊人数众多，空余病房和等待诊疗的时间甚至比综合医院情况还差。

适用：对价格敏感的一般孕产妇。

选择医院 point

◆ 看你希望采用什么样的分娩方式？有家人陪伴或者是计划分娩，可以选择一些高端的医院。

◆ 费用安排。个人收入高，希望享受好的服务，也可以选择高端私立医院。

◆ 要根据个人有无并发症，这是选择医院的关键。

四、
看看我们遗传给孩子什么?

中国有一句老话:"龙生龙凤生凤,老鼠生儿会打洞。"这句话不仅涉及形态,还涉及行为,非常形象地说明了父母对孩子的遗传。父母遗传给孩子什么呢?

肤色:遵循"相貌相乘再平均"的自然法则。父母白,宝宝也不会黑;但有时也可能隔代遗传,祖辈肤色也会影响。

眼形:眼形是遗传的,而且大眼睛相对小眼睛是显性遗传的。只要一人是大眼睛孩子遗传大眼睛的可能更大。

眼皮:双眼皮是显性遗传,单眼皮与双眼皮的父母,宝宝极可能是双眼皮。即使宝宝是单眼皮也不用愁,可能会变的。

眼睫毛:长睫毛是显性遗传,只要父母一方有长睫毛,宝宝极有可能就会拥有又长又密的睫毛,使眼睛看起来生动有神又深邃迷人。

鼻子:只要父母一方中有高挺的鼻梁孩子就更可能有高挺的鼻梁。因为大鼻子高鼻梁和宽鼻孔都是显性遗传。

耳朵:耳朵的形状是遗传的。相对于小耳朵,大耳朵是显性遗传。只要父母一方有大耳朵,宝宝极可能就是大耳朵。

秃头:只会传给男孩。父亲秃头,男孩有 50% 的可能也会秃头;而且外祖父秃头也会将 25% 的概率留给外孙。

肥胖:如果父母有一方肥胖,那么孩子日后有 40% 的可能也拥有丰腴的身材。可见,体型一半可以人为控制。

声音:通常男孩的声音大小、高低像父亲,女孩像母亲。但声音条件不优越的人多数可通过后天发音训练改变。

身高:青春期生长发育高潮开始时间的遗传率为 75%;生长发育高潮期持续时间的遗传率为 63%。在营养良好的情况下,孩子的生长发育主要受遗传的控制。

五、有效缓解孕吐

早孕反应的一般症状为：没有食欲；容易恶心、呕吐；空腹时候也恶心；容易困倦；唾液增加；对气味敏感。

少量多餐

想吃就吃，不必强求每餐分量。随意进食，这样反倒能增进食量。有的孕妈妈喜欢吃酸的，有的喜欢吃辣的，要根据孕妈妈的口味，选择烹调方法。

嚼口香糖，吃低热量的食物。

挑选自己喜欢吃的食物。

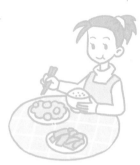

吃点水果和姜

多吃水果，水果比甜食更有止吐的效果。姜可以有效缓解呕吐，怀孕期间吃姜并没有危险。

勤补充水分

每天经常性地喝水，争取每天喝水量达到1700毫升左右。避免脱水，勤喝水。即使每次量很少也可以。

吃凉的食物

把东西放凉，气味就下降，没有那么严重的气味。实在难以进食的，甚至可以将食物冻成冰，含着冰块吃。

有时需要去医院

很多早孕反应会自然痊愈，无须治疗。少数孕妈妈早孕反应会特别严重，呈持续性呕吐，甚至不能进食、进水。这称为"妊娠剧吐"。一旦孕妈妈出现妊娠剧吐，就要及时去医院就诊。

Tips

为了防止晨起恶心，枕边可以放些零食，哪怕夜间有恶心症状也可以吃一些。困倦的时候不要勉强，哪怕十分钟也可以让身体放松，得到休息。

需要去医院的情况

每天吐三四次，几乎无法进食；

体重在一周内减少1～2公斤；

尿量明显减少；

喝水都吐。

四种美味果汁战胜孕吐

苹果柠檬汁

材料：苹果、柠檬比例：10：1。

功效：柠檬有健脾消食之效，有益于安胎助孕，故柠檬有"宜母子"之称。苹果甜酸爽口，可增进食欲，促进消化，可以缓解孕吐，补充碱性物质及钾和维生素，同时可以有效防止孕期水肿。苹果富含纤维、有机酸，易促进肠胃蠕动，防治便秘。

火龙果雪梨汁

材料：火龙果、雪梨比例：1：12。

功效：火龙果对咳嗽、气喘有独特疗效，可促进肠蠕动、消肠、通便，含有丰富的维生素C和膳食纤维。雪梨除烦解渴、清肺润燥，它的营养价值与苹果差不多。据分析，其果肉里的含糖量达到9.3%，含酸量只有0.16%。

柚子香橙蜜汁

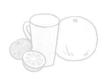

材料：柚子、香橙、蜂蜜或冰糖水比例：1：20：1。

功效：柚子能止咳、解痰、抗病菌，还有除肠胃中恶气、治疗孕妈食欲不振、口味淡的功效。橙子中含有丰富的果胶、蛋白质、钙、磷、铁及维生素B₁、维生素C等多种营养成分，尤其是维生素C的含量最高，橙子有生津止渴、消食开胃的功效，适合孕早期孕妈妈食用。

西红柿木瓜蜜汁

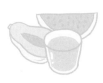

材料：西红柿、木瓜、蜂蜜或冰糖水比例：5：8：1。

功效：西红柿富含维生素C、胡萝卜素、蛋白质、微量元素等，有美容健身之效。吃西红柿可以使皮肤色素沉着减退或者消失，还可用于治疗蝴蝶斑等皮肤疾患。木瓜能理脾和胃，能治疗消化不良、吐泻等疾病。此款果汁非常适合孕早期胃口不佳的孕妈妈饮用。

避免食物中毒

❶ 大肠杆菌：主要存在于未烹饪的肉类和储存不当温度下的食物中。尽量购买卫生的熟食，并认真检查食物的保质期。

❷ 弓形虫：只出现轻度流感样症状及淋巴结肿大，但对胎儿很危险。它存在于动物粪便和生的或未熟透的肉中。需要食用熟透的食物，并在准备完食物后彻底洗手。

孕妈妈不是病人，应该多做一些合适的运动。除非医生建议，否则没必要卧床休息。

孕妈妈运动的益处

❶ 促进消化、吸收功能，有利于孕妈妈吸收充足营养，满足胎儿的营养需求，保证胎儿的健康发育。

❷ 刺激胎儿的身体发育，对胎儿大脑、感觉器官、平衡器官以及呼吸系统的发育十分有利。

❸ 锻炼孕妈妈肌肉和骨盆关节，提高孕妈妈的体力，为顺利分娩创造条件。

❹ 促进血液循环，提高血液中氧的含量，这有利于消除孕期身体不适，保持孕期心情舒畅。

❺ 促进孕妈妈及胎儿的新陈代谢，有利于增强孕妈妈的抵抗力和胎儿的免疫力。

❻ 帮助孕妈妈分娩后迅速恢复身材。

孕早期运动九大注意

❶ 慢慢开始，缓和进行，最后慢慢平静而结束。

❷ 边做运动边说话，要不然，运动会过分激烈。

❸ 时不时地停下来休息一下。

❹ 保证运动前、运动中和运动后喝足量的水。

❺ 不要在非常炎热和潮湿的环境中运动。

❻ 如果感到不舒服、气短和劳累，休息一下。

❼ 不要做背部的锻炼。这样做会影响对胎儿的供血。

❽ 避免过度牵拉的、跳跃的、过高冲击力的运动。

❾ 不要在海拔高的地方（超过1800米）运动。

七、
异常妊娠之葡萄胎和宫外孕

葡萄胎、宫外孕和流产都属于异常妊娠。

何谓葡萄胎

怀孕时，胎盘绒毛上的滋养细胞不正常分裂、增殖，使胎盘绒毛形成大小不等的水泡，小的仅可看见，大的似手指头，水泡之间还有细蒂相连成串，形似葡萄，这就是葡萄胎，也称水泡状胎。孕妇子宫内仅有部分胎盘或完全没有胎盘。

葡萄胎的一般症状

闭经：有2～3个月或更长时间闭经。

阴道流血：一般开始于闭经后2～3个月。

子宫增大：多数患者的子宫大于相应月份的妊娠子宫，但也有少数子宫符合或小于停经月份者。

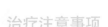

妊娠中毒症状：约半数患者停经后出现严重呕吐，较晚时可出现高血压、水肿及蛋白尿。

卵巢黄素化囊肿：部分患者出现卵巢黄素化囊肿，B超检查可发现。

B超监测无胎儿：闭经8周前后，B超扫描显示雪片样影像，未发现有胎囊、胎心及胎儿。

腹痛：由于子宫迅速增大而胀痛，或宫内出血刺激子宫收缩而疼痛。

治疗注意事项

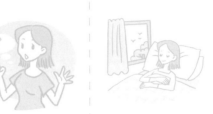

刮宫后注意调养身体。

至少在两年内采取有效避孕措施。

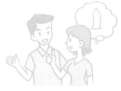

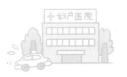

发生不规则阴道流血、咯血、头痛或其他不适时，立即到医院检查。

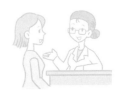

定期随诊，与医院保持联系，在两年内定期复查，最初半年应每月复查一次，及早发现恶变。

葡萄胎是一种肿瘤性疾病，在一定时间内仍有恶变的可能，建议患者2年内不要怀孕。在这期间的避孕方法，应尽量不用宫内节育环和口服避孕药，以采用避孕套和阴道膈膜为宜。

什么是宫外孕？

宫外孕就是精子与卵子结合以后，没有到子宫就随便找个地方安家了！

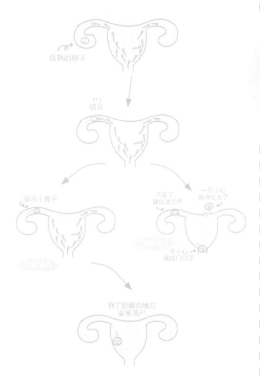

宫外孕最容易发生在输卵管；输卵管和子宫交接的地方，即间质部；还有卵巢部、宫颈部以及腹腔内。

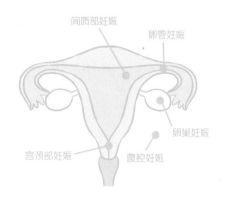

一般症状

宫外孕患者一般会在妊娠6～12周后发生孕囊破裂，引起下面这些症状：

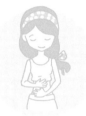

停经。多数病人在发病前有短暂的停经史，大多6周左右。

腹痛。其发生率在95%，常为突发性，下腹一侧有撕裂样或阵发性疼痛，并伴有恶心呕吐。

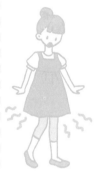

腹泻。宫外孕患者也会出现腹泻症状，如果不仔细分析病情，很容易被认为是消化不良或肠道急症。

阴道出血。多为点滴状，深褐色，量少，不超过月经量。

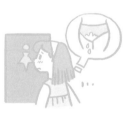

休克。可引起头晕、面色苍白、脉细、血压下降、冷汗淋漓，因而发生晕厥与休克等现象。宫外孕引起的昏厥也很容易被误认为是低血糖。

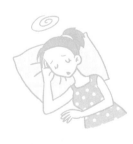

预防宫外孕

避免反复人工流产的次数增加感染机会。

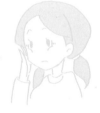

孕前做性传播疾病方面的检查，包括支原体、衣原体。

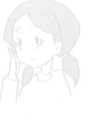

做试管婴儿的女性要注意防治宫内宫外同时受孕。

宫外孕的治疗

手术治疗

◆ 有休克症状或者输卵管破裂的女性，或术中保留困难，行患侧输卵管切除术。

◆ 尽可能在微创条件下清除病灶，保留输卵管。

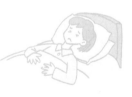

药物治疗

◆ 采用 MTX 或中药杀胚对症治疗，尽可能保留输卵管。如 HCG 下降不明显，必要时也可能行手术治疗。

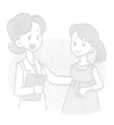

怀孕后不可大意

◆ "自测"之后尽早去医院检查。

◆ 遇到类似流产的情况，到医院去做检查。

◆ 患过宫外孕的女性再次怀孕后，在停经后 6 周内到医院做一次全面的早孕检查。

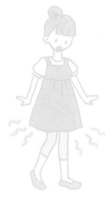

◆ 有过宫外孕史的女性，培养良好生活习惯，避免生殖道感染。一旦出现腹痛、阴道流血等症状，及时到医院进行诊治。

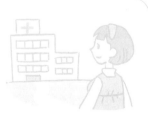

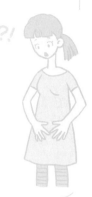

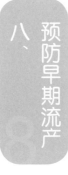

八、预防早期流产

流产有完全流产、不全流产、难免流产、稽留流产、先兆流产几种，绝大部分发生在孕3月以内。由于环境和一些其他因素的影响，怀孕后出现先兆流产的情况很多，但只要孕妈妈多加注意，是可以避免的。

什么是先兆流产

先兆流产是自然流产的一个阶段，指妊娠28周前阴道少量出血，颜色可为鲜红、粉红或深褐，同时伴有腰酸、腹痛、下坠等现象，妇科检查宫颈口未开，胎膜未破，妊娠产物未排出，子宫大小与停经周数相符，妊娠有希望继续者。

发生流产的原因

有母亲的因素也有胎儿的因素。比如母亲宫颈功能不全，或者胎儿染色体异常等。为了预防流产，孕期需检查染色体是否异常，子宫颈有无松弛。反复流产的发生有很多原因，值得特别提出来的是宫颈松弛、抗磷脂抗体综合征、凝血功能障碍、感染、子宫畸形、免疫因素等。

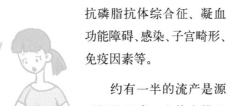

约有一半的流产是源于胚胎异常，人体有排斥现象会将异常的胚胎排掉。这种流产是一种生物自然淘汰机制，孕妈妈如果碰上不必太伤心。

症状

1. 阴道出血。孕早期哪怕少量出血也要去医院。

2. 腹部发紧，腹痛。

半数先兆流产发展为难免流产，连续两次怀孕在同一妊娠周发生的自然流产即为反复流产。

先兆流产的治疗

主原则是给予止血药，并抑制宫缩，卧床休息。绝大部分产妇只要卧床休息，都问题不大。

如果发生流产，为预防下次再发生流产，在手术操作时应尽量避免感染，不要给孕妇的软产道造成损伤。必要时候，还会对胎儿及胎盘进行病理检查。

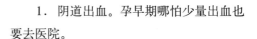

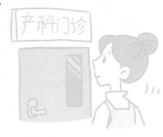

预防流产

◆ 避免提拉重物

◆ 避免增加身体的负担

◆ 注意生殖器炎症

◆ 孕早期禁止性生活

◆ 避免腹部发凉

◆ 劳逸结合

流产的六种类型

先兆流产。出现少量的阴道流血，继而出现阵发性下腹痛或腰痛，宫口未开，胎膜完整，无妊娠物排出，子宫大小与孕周相符。

完全流产。妊娠物已全部排出，阴道流血量减少，逐渐停止，腹痛消失。妇科检查时宫颈口关闭，子宫迅速复旧，子宫大小接近正常。

不全流产。胎儿及部分胎盘排出，整个胎盘或部分胎盘仍附在子宫壁上，子宫不能很好收缩，阴道流血多，患者感到腹部剧痛及腰部酸痛。

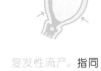

难免流产。即不可避免流产，多由先兆流产发展而来，但阴道流血更多，阵发性腹痛更加剧烈，这时保胎已不可能了。

稽留流产。又称为过期流产或死胎不下。胚胎死亡而仍稽留于宫腔内者，且孕产物一般多在症状产生后1～2个月内排出。

复发性流产。指同一性伴侣连续发生3次及以上的自然流产。多为早期流产，少数为晚期流产。

复发性流产先查病因，针对病因进行有针对性地治疗。

❶ 超生波检查。检查有无子宫纵隔、子宫畸形等。必要时也考虑作宫腔镜或输卵管造影。

❷ 内分泌检查。可检查激素六项，还有甲状腺功能和糖尿病的相关检查。

❸ 染色体检查。不仅包括夫妻双方，还包括流产物的彻底检查。

❹ 免疫检查。包括抗磷脂抗体系列、狼疮凝集物、NK细胞活性。

❺ 感染因素检查。包括TORCH病毒、弓形虫等。

❻ 宫颈机能检查。

九、
及时产检应对高危妊娠

所谓高危妊娠，即本次妊娠对孕产妇及胎婴儿有较高危险性，可能导致难产及（或）危及母婴者。

具有下列情况之一者属高危妊娠：

1

年龄＜18岁或＞35岁。

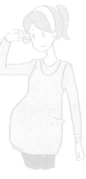

2

有异常孕产史者，如流产、早产、死胎、死产、各种难产及手术产、新生儿死亡、新生儿溶血性黄疸、先天缺陷或遗传性疾病。

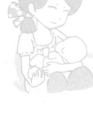

3

孕期出血，如前置胎盘、胎盘早剥。

4

妊娠合并内科疾病，如心脏病、肾炎、病毒性肝炎、重度贫血、病毒感染（巨细胞病毒、疱疹病毒、风疹病毒）等。

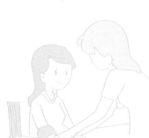

5

妊娠期高血压疾病、妊娠期糖尿病等。

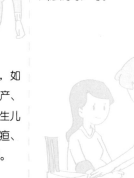

6

妊娠期接触有害物质，如放射线、同位素、农药、化学毒物、一氧化碳中毒及服用对胎儿有害药物。

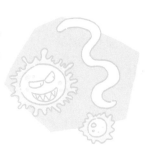

前瞻性管理高危孕妇

具有高危妊娠因素的孕妇，称为高危孕妇。对于高危孕妇，我们提倡前瞻性管理，未雨绸缪。建议每位孕妈妈积极做好孕期保健，定期到医院检查，配合高危妊娠的筛选，进行系统的孕期管理，做到早预防、早发现、早治疗，及时有效地控制高危因素的发展，防止可能导致胎儿及孕妇死亡的各种危险情况出现，保证母儿顺利渡过妊娠期与分娩期。

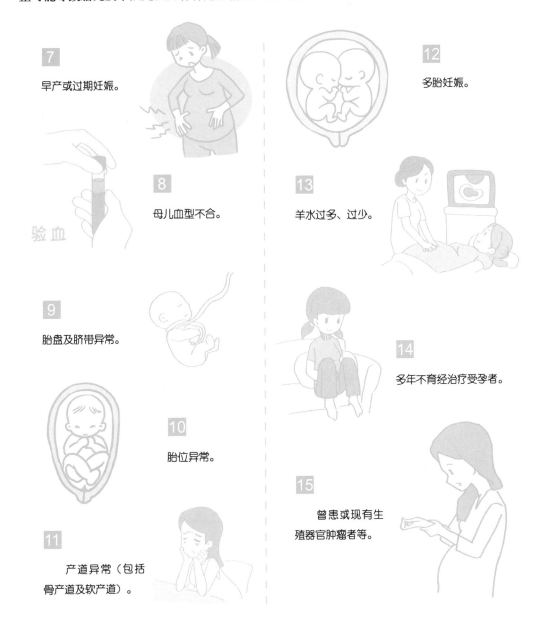

7 早产或过期妊娠。

8 母儿血型不合。

9 胎盘及脐带异常。

10 胎位异常。

11 产道异常（包括骨产道及软产道）。

12 多胎妊娠。

13 羊水过多、过少。

14 多年不育经治疗受孕者。

15 曾患或现有生殖器官肿瘤者等。

宝宝，
你记得吗？
在那个春日午后
我答应你
为你唱出世间最美的童谣。

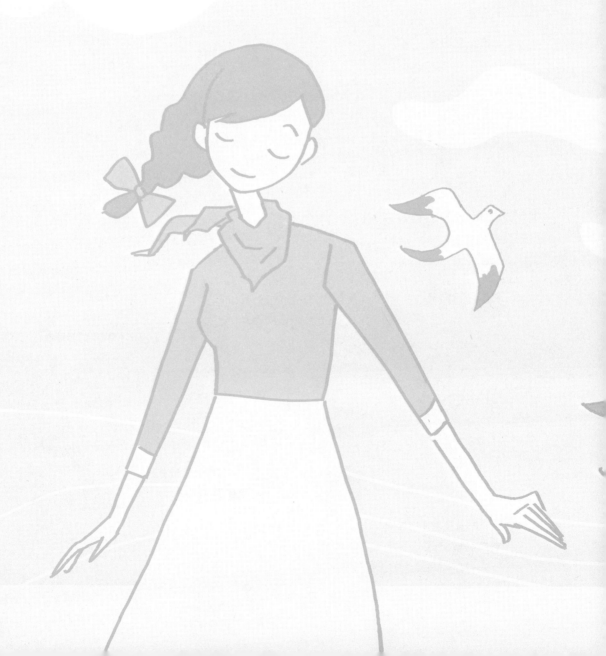

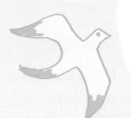
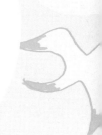

Chapter 4

9 ~ 12 周
孕吐到达最高峰

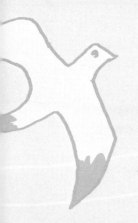
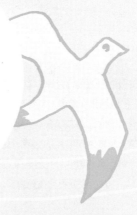

　　胎宝宝已经在腹中"安营扎寨"，妈妈的不适感也达到空前程度。幸好，这段时间很快会过去。少吃多餐，适度运动，保持心情平和，相信你就能咂摸出幸福的滋味。

一、
发育中的胎儿和孕妈妈的感觉

第 9 周

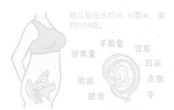

胎儿现在长约16-18毫米,重约0.94克。

胎儿性腺形成,会根据胎儿的性别分别发育成卵巢或睾丸。手指及拇指都已出现,短小并且相互之间有皮肤皱褶相连接。手掌上指线间的沟痕已经很明显。腿部也在相应位置上生长着,每一个脚板上趾线开始出现。躯干开始伸长伸直。双眼睑形成,眼睛的结构已经发育好。肠开始从脐带里移到体腔里。

第 10 周

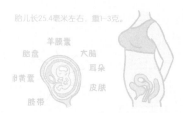

胎儿长25.4毫米左右,重1~3克。

胎儿心脏发育关键时期结束,胃开始产生消化液,肝脏开始制造红细胞,肾脏也可以从胎儿血液中析出尿酸。胎儿的头部现在变圆了,眼睛半闭着,眼睑开始合拢,舌头完全成型。手指与脚趾分开,尾巴消失。现在妈妈子宫相当于一个中等橙子或一个网球那么大。

第 11 周

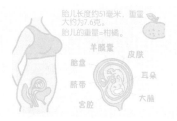

胎儿长度约51毫米,重量大约为7.6克。
胎儿的重量=柑橘。

胎儿的眼睑开始闭合起来,这只是暂时的,因为他的眼睛正在着色,皮肤开始增厚。头骨中的骨化中心已建立起来。此时胎儿的身体比例越来越接近新生儿的比例。女性胎儿的阴道开始发育,男性胎儿的阴茎也可以辨认得出了。胎儿的姿势看起来更直了。

第 12 周

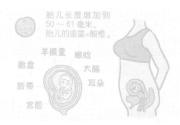

胎儿长度增加到50～61毫米,胎儿的重量=酸橙。

胎儿大脑结构已和出生时的结构没什么区别,只是大小不一样。现在当你触摸到胎儿的脸部时,他会把嘴张开。现在任何触摸都会让胎儿活动。胎儿的指甲会从指甲床里开始生长;甲状腺、胰腺和胆囊已发育完毕;上腭中坚硬多骨的部分现在就完全形成了。

孕妈妈脸部出现恼人斑点

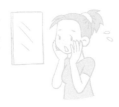

❶ 斑痕加深。面部出现斑点，伴随着色素沉着的不断加深，身上的胎记、雀斑、新伤痕以及深色的胎痣都会跟随着阴道、子宫颈及阴户颜色的加深而加深。这些现象都是十分明显及暂时的。

对策：这些都只是暂时现象并将在分娩后消失。

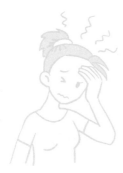

❷ 头痛头晕。妊娠期内的头痛一般是由于激素变化、压力增大引起的。除了偶尔的头痛之外，你还会觉得头晕和体虚。

对策：如果你觉得轻飘飘的，试着躺下并把脚抬至高于头部水平，觉得好些了时再慢慢起来。如头痛头晕持续时间长或剧烈要立即到医院诊治。

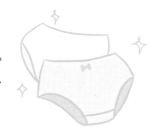

❸ 分泌物增多。激素的变化还会导致阴道分泌物的变化。孕期阴道分泌物增多，这是正常的现象。只要外阴没有瘙痒、肿痛，白带也无异味，就不用担心。

对策：注意个人清洁卫生，勤换内裤，保持内裤及外阴部位的清洁。

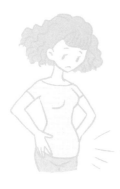

❹ 衣服在腰部和胸部变得越来越紧。伴随着体内激素的改变，乳房也作出相应反应，为以后的哺乳做好准备。乳房进一步增大、胀痛，乳晕、乳头色素沉着，有的孕妈妈会觉得乳房肿胀，有些疼痛，甚至感觉乳房有类似肿块的东西。子宫已有成人拳头大小，在耻骨联合上缘可以摸到。所以孕妈妈会觉得衣服越来越紧了。

对策：赶紧去置办孕期衣物吧。在《快乐孕期快乐享》一章有一节介绍孕妈妈如何挑选合适漂亮的穿戴。

Tips：这期间内，你患的任何疾病都会对胚胎有影响，所以尽量避免患病。

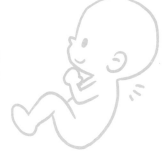

孕 11 ～ 14 周会进行第二次 B 超检查。此次的 B 超重点是检查 NT 和 CRL，即胎儿颈部透明带厚度和头臀径。

第二次 B 超需要关注的内容

NT：胎儿颈部透明带厚度，它是预测胎儿染色体有无异常的软指标之一。如果超过 3mm，常提示有不良胎儿可能。

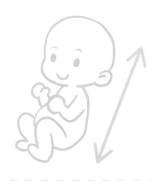

CRT：头臀径，从胎儿头部到臀部的长度，表示胎体纵轴平行测量最大的长轴，用来计算 8 ～ 13 周的孕周目前认为是最准确的。

孕周＝头臀径＋6.5

只适用于 8 ～ 13 周，用于确定孕周和胎儿大小。

关于 B 超检查

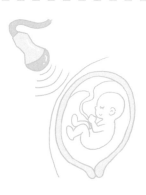

B 超检查时间：B 超属非侵袭性的检查。全孕期至少应进行 4 次。第一次 7 ～ 8 周进行，主要确定是否为宫内孕，有无胎芽及胎心，是否为多胎，排除宫外孕、葡萄胎等。第二次 11 ～ 14 周进行，检查 NT 和 CRT，进一步确定孕周。第三次 22 ～ 24 周进行，系统筛查，排除胎儿形态方面的异常。第四次 28 ～ 34 周进行，除了观察胎儿的生长发育外，进一步做系统筛查，排除畸形。

B 超检查作用：观察胎儿外部的结构，检查胎儿是否有结构性异常，包括唇腭裂、脑膨出、腹壁裂、先心病、肢体残缺等。若是发现结构性异常，必要时要做羊水穿刺，排除染色体异常。

B 超检查并非 100% 准确：B 超检查靠羊水和其他软组织来传导，无法穿过骨头或空气阻隔，检查会受到限制，例如母亲腹壁过厚或受胎儿姿势的遮挡，有时无法准确探查清楚。

B 超的检查报告只能解释为"在这个周数时，的确没有筛检出任何胎儿的异常状况"，有些胎儿异常可能在较大周数，甚至出生后才会出现，如先天性横隔膜缺损、尿道下裂、肠道闭锁、肛门闭锁等。

特殊检查：绒毛膜绒毛采样

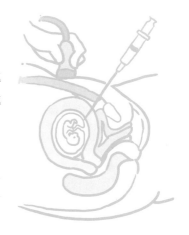

如果孕妈妈年龄 35 岁以上，怀过出生缺陷胎儿，或有任何家族遗传病史，医生可能建议孕 11 ~ 12 周进行绒毛活检，也就是绒毛膜绒毛采样。

绒毛是组成胎盘的最小单位，和胎儿有相同的染色体，因此可抽取绒毛膜细胞进行检验，通常适用于有任何染色体遗传疾病带因者。进行绒毛膜取样时，会将一根细长针穿入胎盘组织内，抽取少量绒毛，进行染色体、基因的分析。

通常经第一孕期筛检后为高危险人群者是绒毛膜取样术检测适用对象，也就是后颈部透明带太厚或 B 超发现胎儿结构异常者，或高龄产妇担心胎儿可能异常、前次怀孕有过染色体异常者，抑或是夫妻两人有一人有染色体异常者。

若早于孕 10 周内实施，会导致某些胎儿肢体异常。为了避免此风险，孕 11 周后才实施绒毛膜取样术。

建立孕期保健卡

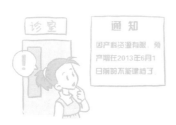

建卡，即为你在该医院建立正式的孕期体检档案，它的目的是定期记录以后的每次产前检查和各项检查项目的详细情况，以便医生对你的孕期有一个全面的了解。同时医生还会为你提供保健指导及相关医学咨询。

孕检时穿什么

为了方便检查，孕检时一定要穿宽松的衣服，尤其是孕中期要测宫高、腹围，更要选择方便检查的衣服。下装最好穿容易脱的裤子，也可以选择宽裙子。鞋和袜的选择也要以舒服易脱为主，不要穿长过膝盖的袜子。另外，孕后期可能会进行内诊，结束后可能有出血等情况发生，最好带上卫生护垫或卫生巾。

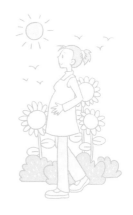

医生可能会问这些问题

1. 末次月经时间，预产期会根据这一时间计算。

2. 是否以往有受孕失败的经历，如果有，那这次的妊娠是如何进行的？

3. 是否借助受孕措施？这会增加多胎妊娠的概率，需要特殊护理。

4. 这次妊娠是否出现阴道出血、阴道分泌物异常、腹痛等症状。医生会根据这些情况安排合适的检查。

5. 是否有吸烟史或吸毒史？服用什么药物吗？无论是处方药还是非处方药，或者只是营养品，都要告知医生。

6. 有内科病吗？如果你有高血压、糖尿病、哮喘、血栓症、肾脏和心脏疾病等，你应该在妊娠期间去看专科医生。

7. 有过敏史吗？任何的过敏情况都要告知医生，无论是药物、食物、花草、塑料还是碘过敏，都是非常重要的内容。

8. 有精神病史吗？妊娠对某些精神类疾病会产生深远的影响，告知医生能够预防很多的不幸。

9. 有过腹部或者盆腔手术的经历吗？家族里有过双胞胎吗？这些将影响分娩方式。

10. 有输血史吗？它将引发肝炎、艾滋病等血液传播疾病的危险。

11. 有性传播疾病史吗？有感染史吗？如果有，医生会安排一些特别的检查。

12. 有糖尿病、高血压、血栓症、结核病、先天性异常或血液病的家族史吗？它将会提示这些情况是否在你身上也有征象。

产前检查基本安排一览

产检频率	常规检查及保健	备查项目	健康知识储备
第1次检查 (6~13⁺⁶周)	1. 建立妊娠期保健手册 2. 确定孕周、推算预产期 3. 评估妊娠期高危因素 4. 血压、体重指数、胎心率 5. 血常规、尿常规、血型（ABO和Rh）、空腹血糖、肝功和肾功、乙肝病毒表面抗原、梅毒螺旋体和HIV筛查、心电图等	1. HCV筛查 2. 地中海贫血和甲状腺功能筛查 3. 宫颈细胞学检查 4. 宫颈分泌物检测淋球菌、沙眼衣原体和细菌性阴道病的检测 5. B超检查，妊娠11~13+6周B超测量胎儿NT厚度 6. 妊娠10~12周绒毛活检	1. 避免接触有毒有害物质和宠物 2. 慎用药物和疫苗 3. 改变不良生活方式：避免高强度、高噪音环境和家庭暴力 4. 继续补充叶酸（0.4~0.8mg/d）
第2次产检 (14~19⁺⁶周)	1. 分析首次产检结果 2. 血压、体重、宫底高度、腹围、胎心率 3. 妊娠中期非整倍体母体血清学筛查（15~20⁺⁰周）（用于筛查胎儿染色体异常）	羊膜腔穿刺检查胎儿染色体	1. 如果贫血，需要补充铁元素 2. 开始补钙
第3次产检 (20~23⁺⁶周)	1. 血压、体重、宫底高度、腹围、胎心率 2. 胎儿系统B超筛查（18~24周） 3. 血常规、尿常规	宫颈评估（B超测量宫颈长度，早产高危者）	认识、预防早产
第4次产检 (24~27⁺⁶周)	1. 血压、体重、宫底高度、腹围、胎心率 2. 75gOGTT 3. 血常规、尿常规	1. 抗D滴度复查（Rh阴性者） 2. 宫颈阴道分泌物fFN检测（早产高危者）	1. 认识、预防早产 2. 妊娠糖尿病筛查
第5次产检 (28~31⁺⁶周)	1. 血压、体重、宫底高度、腹围、胎心率、胎位 2. 产科B超检查 3. 血常规、尿常规	B超测量宫颈长度或宫颈阴道分泌物fFN检测	1. 分娩方式 2. 注意胎动 3. 母乳喂养知识 4. 新生儿护理知识
第6次产检 (32~36⁺⁶周)	1. 血压、体重、宫底高度、腹围、胎心率、胎位 2. 血常规、尿常规	1. 产科B族链球菌（GBC）筛查（35~37周） 2. 肝功、血清胆汁酸检测（32~34周，怀疑妊娠期肝内胆汁淤积症者） 3. NST检查（胎心监护，34周开始） 4. 心电图复查（高危者）	1. 分娩相关知识 2. 分娩前的营养和运动
第7~11次产检 (32~41⁺⁶周)	1. 血压、体重、宫底高度、腹围、胎心率、胎位、宫颈检查 2. 血常规、尿常规 3. NST检查（胎心监护，每周1次）	1. 产科B超检查 2. 评估分娩方式	1. 新生儿疫苗接种 2. 产褥期知识 3. 胎儿宫内情况监护 4. 超过41周，住院并引产

三、食物交换份护航孕期营养

营养过剩 VS 营养不足

母亲孕前体重影响妊娠期母儿疾病，此外妊娠期间的体重增加量也发挥重要作用。

非孕时为低体重的女性（瘦型）和妊娠期间体重增加较少的女性妊娠后容易导致胎儿宫内发育受限、先兆早产、早产、出生低体重儿。

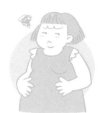

非孕时处于肥胖的女性和孕期体重增加明显的女性增加糖尿病、妊娠高血压疾病、巨大儿的风险，剖宫产率也随之增加。

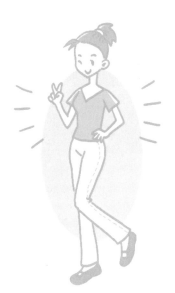

什么是食物交换份

食物交换份，就是将食物按照来源、性质，将膳食宝塔中建议我们每天摄入的四大组食物分成八大类（谷类、蔬菜、水果、奶、大豆、肉蛋、硬果、油），同类食物在一定重量内，所含的蛋白质、脂肪、碳水化合物和热量相似，可任意交换。

一、便于控制一天的总热量，避免体重增长过快。

二、保证偏食妈妈顺利实现膳食均衡。

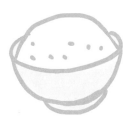

食物交换表　设定每类食物中每份所含热能均为 90 千卡。

❶ 谷类食物交换表

每份谷薯类食物提供蛋白质 2g、碳水化合物 20g、热能 90kcal。

食物	重量（g）	食物	重量（g）
大米、小米、糯米、薏米	25	干粉条、干莲子	25
高粱米、玉米渣	25	油条、苏打饼干	25
面粉、米粉、混合面	25	生面条、魔芋生面条	35
荞麦面、各种挂面	25	马铃薯	100
绿豆、红豆、干豌豆	25	鲜玉米 1 个带棒心	200

② 蔬菜类交换表

每份蔬菜类食物供蛋白质 2g、碳水化合物 17g、热量 90kcal。

食物	重量（g）
大白菜、油菜圆、白菜、菠菜	500
韭菜、茴香、茼蒿、芹菜、盖菜	500
莴笋、油菜苔	500
黄瓜、苦瓜、丝瓜、蕨菜、苋菜	500
西葫芦、西红柿、冬瓜、苦瓜	500
绿豆芽、鲜菇、水浸海带	500
芥蓝、龙须菜	500
倭瓜、南瓜、菜花、白萝卜	400
青椒、茭白、冬笋	400
山药、藕、荸荠	250
胡萝卜	200
慈菇、百合、芋头	100
毛豆、豌豆	70

③ 大豆交换表

每份大豆供蛋白质 9g、碳水化合物 4g、热量 90kcal。

食物	重量（g）
腐竹	20
大豆	25
豆腐丝、豆腐干、油豆腐	50
豆浆	400
南豆腐	150
北豆腐	100
大豆粉	25

④ 果类交换表

每份供蛋白质 1g、碳水化合物 21g、热量 90kcal。

食物	重量（g）
柿子、香蕉、鲜荔枝	150
梨、桃、苹果	200
橘子、橙子、柚子	200
猕猴桃	200
李子、杏	200
葡萄	150
草莓	300
西瓜	500

⑤ 肉类交换表

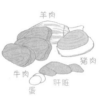

每份肉类提供蛋白质 9g、脂肪 6g，热量 90kcal。

食物	重量（g）
瘦猪、牛、羊肉	50
鸡、鸭、鹅、鸽子肉	50
熟火腿、香肠	20
肥瘦猪肉	25
酱肉、午餐肉、大肉肠	35
对虾、青虾、鲜贝、蟹肉	100
鸡蛋（带壳1大个）	60
鸭鹌蛋（带壳6个）	60
草鱼、甲鱼、带鱼、比目鱼	80
大黄鱼、黑鲢鱼、鲫鱼	100
兔肉、鳝鱼、水浸鱿鱼	100

❻ 硬果类交换表

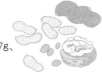

每份供蛋白质 4g、脂肪 7g、碳水化合物 2g、热量 90kcal。

食物	重量（g）
芝麻酱	15
花生米	15
核桃粉	15
杏仁	15
葵花籽（带壳）	25
南瓜籽（带壳）	25
西瓜籽（带壳）	40

❼ 油类交换表

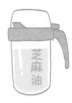

每份提供脂肪 10g、热量 90kcal。

食物	重量（g）
花生油、香油	10
玉米油、菜籽油	10
豆油、红花油（1 汤勺）	10
黄油	10
猪油	10
牛油	10
羊油	10

❽ 奶类交换表

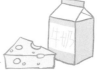

每份奶类提供蛋白质 5g、脂肪 5g、碳水化合物 6g、热量 90kcal。

食物	重量（g）	食物	重量（g）
奶粉	20	牛奶、羊奶	160
脱脂奶粉、乳酪	25	市售袋奶 240g 约产生热量 135kcal	
无糖酸奶	130		

计算标准体重

体重指数（BMI）
BMI = 体重（kg）/身高（m）的平方
BMI 在 18 ~ 25 的 是正常体重。也可以用身高 –105，得到自己的标准体重。

临床制定的标准体重
临床中，体重低于 45kg 或者高于 70kg 都属于高危孕产妇，会增加怀孕期和分娩时的危险。

女子标准体重公斤（身高单位：cm；体重单位：kg）

年龄 身高	19	21	23	25	27	29	31	33	35	37	39	41	43
152	46	47	49	50	51	52	54	56	57	60	60	60	60
156	46	47	49	50	51	52	54	56	57	60	60	60	60
160	46	47	49	50	51	52	54	56	57	60	60	60	60
162	46	47	49	50	51	52	54	56	57	60	60	60	60
164	46	47	49	50	51	52	54	56	57	60	60	60	60
166	46	47	49	50	51	52	54	56	57	60	60	60	60
168	46	47	49	50	51	52	54	56	57	60	60	60	60
170	46	47	49	50	51	52	54	56	57	60	60	60	60
172	46	47	49	50	51	52	54	56	57	60	60	60	60
176	46	47	49	50	51	52	54	56	57	60	60	60	60

建议：每位孕妈妈都买一个家庭用的体重秤，自己在家做饭，定时定点定量，不要去饭店、快餐店吃饭。同样的条件下，即晨起、空腹、排空大小便、光脚、同样的内衣称重，一周2～3次并记录。

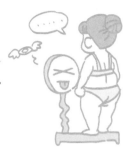

不同体重指数热量分配处方

分型	热量系数	整个孕期增重范围
BMI < 18.5——低体重	35	12.5～18kg
BMI=18.5～23.9——标准体重	30	11.5～16kg
BMI=24～27.9——超重	25	7～11.5kg
BMI > 28——肥胖	25	5～9kg

与非孕期相比，妊娠早期热量增加为50kcal/天。那么适宜热量为：

标准体重 × 热卡系数 + 孕早期孕妇酌情加 50 千卡

举例：

一32岁孕妇孕10周，身高160cm，体重62kg，体重指数为23.43，标准体重：孕前标准体重为55kg（160-105）。孕中期孕妇酌情加50kcal热卡。

计算热卡量为：55×30+50=1700kcal

需要的交换份数：1700kcal÷90 ≈ 19 份

餐次分配：

早餐10%，中餐30%，晚餐30%，加餐上午9～10点，中午3～4点，晚加餐于睡前半小时。

19份分配：按碳水化合物占50%计算，每天主食需要9份，肉蛋类3份，奶类1.5份，豆类1.5，蔬菜1份，水果类1份，油脂类2份，三餐分配按早10%，午晚30%，三次加餐各10%；推荐一日膳食为：

早餐：1份谷类，1份肉蛋，1份豆制品、蔬菜0.2份，油脂0.4份

加餐：1份谷类

午餐：2.5份谷类，1份肉蛋，0.5份豆制品，蔬菜0.4份，油脂0.8份

加餐：1份谷类，1份水果

晚餐：2.5份谷类，1份肉蛋，0.4份蔬菜，油脂0.8份

加餐：1份谷类、1.5份奶

> **Tips**
>
> 早孕的特点是以重要脏器发育、细胞分裂为主，不需要狂吃，在正常饮食基础上：
>
> 清淡，少食多餐。在保证三餐的基础上增加三次加餐，不强调结构，尽量多一些。
>
> 补充叶酸，关于它的重要性前面我们已经了解了。
>
> 保证足够的碳水化合物，保持适当运动。

在自然情况下，双胎妊娠发生率为 3.5‰ 左右。最近随着辅助生育技术的广泛开展，双胎以及多胎妊娠的发生率逐渐增加。其中以双胎为多见，甚至还有三胎和四胎。

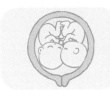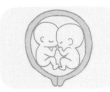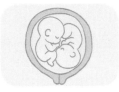

双胞胎的膜性诊断

以往双胎妊娠主要强调卵性诊断，比如传统上有单卵双胎或双卵双胎。目前采用膜性诊断。根据受精卵分化时间的不同，可以分为双绒毛膜双羊膜型、单绒毛膜双羊膜型、单绒毛膜单羊膜型三种类型：

双绒毛膜双羊膜 　单绒毛膜双羊膜 　单绒毛膜单羊膜

警惕 TTTS

单绒毛膜双羊膜、单绒毛膜单羊膜容易发生多种病变，其中最为显著的就是 TTTS。

因为两个胎儿共用一个胎盘，在胎盘上有血管交通支，可为动脉和动脉、动脉和静脉、静脉和静脉三种类型。当一个胎儿通过交通支将血液输送给另一个胎儿，这个胎儿就会出现血容量减少，羊水少，发育也受到影响；而另一个胎儿无端接受多余的血液，羊水产生量会明显增加，体重也会较另一个胎儿明重。日久天长，两个胎儿就产生很明显的发育差异。这种情况临床上称之为双胎输血综合征，即 TTTS。一旦发生 TTTS，两个胎儿都很危险。目前最佳治疗方式是采用胎儿镜下激光凝结术，阻断交通支。而这种手术风险也较大，属于高端手术，国内仅在少数大医院开展。绝大多数采用定期放羊水，而这种方法治标不治本。

怀上双胞胎，孕妈妈更辛苦

❶ 分娩方式。 国内医院多采取剖宫产结束双胎的分娩，一般建议 36 ~ 37 周进行手术。

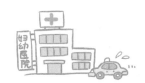

怀上双胞胎孕妇保健三原则

① 均衡饮食。为了给胎儿提供足够的营养，双胞胎孕妈妈孕期体重增加会远比单胞胎孕妈妈多。因此，必须更加注意饮食的均衡和营养，避免贫血，确保胎儿的健康成长。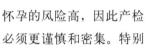

② 定期产检。双胞胎的孕妇及胎儿较单胞胎怀孕的风险高，因此产检必须更谨慎和密集。特别是血压及尿蛋白的部分，是评估是否患有妊娠高血压的依据，平时应该多留意。

③ 限制活动量。由于双胞胎较容易有早产的可能，所以孕妇在日常生活中的活动量必须有所限制，尽量多卧床休息，少提重物，预防早产。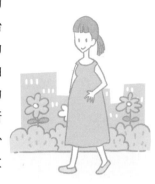

> Tips
>
> 双胞胎孕妇应注意尽量采取左侧卧位休息。这样可以减轻对大血管的压力，避免仰卧位综合征。可以用枕头将身体右侧垫高，使身体自然向左侧倾斜。

② 怀孕的症状更加强烈。怀上双胞胎头晕目眩、呕吐、胃痛、失眠、劳累、腹痛、呼吸困难、骨痛、水肿等怀孕反应可能会比一般怀孕大很多。

③ 需要进行更多的检查。因为双胞胎怀孕的风险会比一般怀孕大，所以医生会更经常地检查胎儿的成长和健康状况。

④ 需要更多的营养物质。双胞胎宝宝比一个宝宝对维生素B、钙、铁、蛋白质等营养物的需求更多，相较于单胞胎孕妈妈，双胞胎孕妈妈每天应额外多摄取300千卡的热量。

⑤ 高危管理。双胎妊娠并发症也较单胎高数倍。最多见的就是贫血、流产、早产。其次是妊娠期高血压、胎膜早破等。孕期已经作为高危产妇进行管理。分娩时由于子宫过度伸展，产后容易出现产后大出血等风险。因此，孕期应做好贫血、早产等疾病的预防。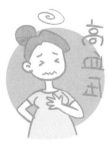

全棉、宽带的胸罩

为了哺乳的需要，怀孕后乳房的尺寸会逐渐变大，平均增大 5 厘米，增重 1.4 千克。穿着舒适、支撑性好的胸罩很重要。

好孕妇胸罩需要

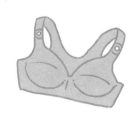

·全棉，透气性好。

·肩带宽，防止双肩有紧绷感。

·后面有多排可调的钩扣，以适应乳房的胀大。

·胸罩罩窝较深、底部有支撑，托住胀大的乳房，防止乳房下垂。

孕后期也可以选用哺乳文胸。有活动式扣瓣肩带，哺乳时不用将整个文胸脱下，只需轻轻按下扣瓣，罩杯前端即可翻下，立即可以给宝宝哺乳。在孕后期不妨选购这种有特殊设计又经济实用的文胸。

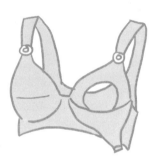

专用孕妇内裤

由于胎儿的成长及包围子宫的保护性脂肪层加厚，增加了腹腔的体积，所以孕妇的腹部会随着预产期的临近而快速胀大。

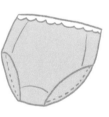

❷ 加护内裤

怀孕进入晚期，腹壁扩张，并出现所谓妊娠纹，尤其进入第 10 个月时，变大的子宫会往前倾而使腹部更突出。选择一些有前腹加护的内裤较为舒适。托护部位的材质应富有弹性，不易松脱，即使到了孕后期也不觉得勒。

❶ 普通孕妇专用内裤

·高腰设计，将整个腹部包裹，保护肚脐且保暖。

·活动腰带的设计，孕妈妈可以根据腹围的变化随时调整内裤的腰围大小。

·纯棉质地，透气性好、吸水性强、触感柔软及保暖。

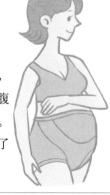

·按子宫增长情况购买，孕 6 月就可选择。

·托护部位材质应富有弹性，不易松脱也不觉得勒。

买内衣须先量尺寸

孕妈妈在购买内衣前一定要测量好自己的尺寸：上胸围、下胸围、腰围、臀围和身长。

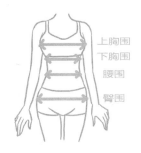

上胸围
下胸围
腰围
臀围

· 上胸围尺寸：乳房隆起的最高点。
· 下胸围尺寸：紧贴乳房隆起处的下缘。
· 腰围尺寸：上半身最细的那部分。
· 臀围尺寸：臀部最丰满的地方。
· 长度：从颈部到裙下摆的长度。

孕产期妈妈内衣准备清单一览

孕期		
名称	选购重点	准备量
孕妇文胸	怀孕2个月开始穿	6~8件
孕妇内裤	孕妇专用，舒适性佳	8~10条
居家服	居家穿着，孕期、哺乳期及月子适用	2~3套
托腹带	减轻腹部压力及腰酸背痛	1~2件
保暖衣	保暖，肚位大容量设计	2~3套
孕妇侧睡枕	填补肚子与床面空隙，减缓腰酸背疼	1个
保暖羊毛衣	保暖，改善脚部冰凉，防止摔跤	2~3件
防辐射服	隔离电磁波对宝宝的影响，怀孕开始使用	1件

❸ 托腹带

特殊情况下，孕妇需要使用腹带：

有过生育史，腹壁非常松驰，成为悬垂腹的孕妇。

多胞胎、胎儿过大，站立时腹壁下垂比较剧烈的孕妇。

连接骨盆的各条韧带发生松驰性疼痛的孕妇，托腹带可以对背部起到支撑作用。

胎位为臀位，经医生做外倒转术转为头位后，为防止其又回到原来的臀位，可以用托腹带来限制。

托腹带不可包得过紧，晚上睡觉时应解开。托腹带的伸缩弹性应该比较强，可以从下腹部微微倾斜地托起增大的腹部，从而阻止子宫下垂，保护胎位，并能减轻腰部的压力。

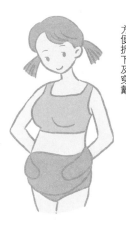

· 透气性强不会闷热。
· 可随腹部的增大而调整、方便拆下及穿戴。

在优生优育的观念被广泛接受后，为确保宝宝的健康发育和开展宝宝早期教育，各种孕妇学校都采用系统化、科学化的授课方式给予孕妈妈们指导和辅助。同时接受咨询，为母婴提供科学的保健知识、营养测试等。

产前课程内容

产前培训课程基本涵盖了所有妊娠问题，胎教、孕期营养、孕期运动等的指导与心理调适，包括孕妇营养保健、孕期心理健康、骨盆操、分娩止痛选择、胎儿发育、母乳喂养、新生儿护理、产后保健、防止产后抑郁等。

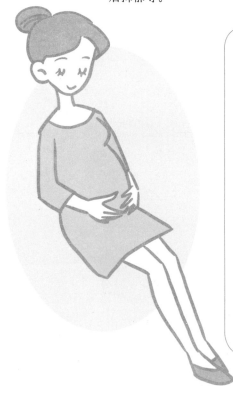

以下是某医院产前培训部分课程安排

孕期生活（8月4日）

孕期营养（8月5日）

准爸爸学习班（8月7日）

孕期常见症状的自我保健（8月8日）

分娩方式的选择（8月11日）

康乐分娩（8月12日、19日）

分娩镇痛（8月14日）

产程中常见问题的处理（8月15日）

新生儿常见问题与护理（8月18日、21日）

产后避孕、如何坐月子（8月22日、26日）

母乳喂养及新生儿洗澡（8月25日、28日）

产前培训课程大部分都建议带丈夫参加，丈夫的参与不但可以增加夫妻双方对怀孕知识的了解，而且可以增加丈夫对怀孕的参与感，从而增进夫妻感情。此外在参加课程中也可结识其他一些等待宝宝出生的夫妻，经过交流得到更多的帮助。

可以参加课程的地方

❶ 医院课程。课程中孕妈妈可以了解医院孕期检查和分娩的操作流程及常规运作，甚至还会安排孕妈妈参观产房及产科病房。有的医院还介绍其能提供的服务及相应的收费标准。医院将是大多数孕妈妈选择的分娩地点，通过产前培训可以让孕妈妈获得关于怀孕和分娩的相关信息，放松心情。

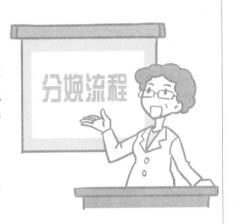

★ 听课人多，大多采用录像、电影或幻灯片方式讲授，不方便提问。

❷ 社区课程。有的社区也会有产前培训课程，一般也是公益性的、免费的，通常比医院课程规模小，气氛更友好。

❸ 其他课程。有些婴儿用品公司也会组织一些产前的培训课程，课程内容与组织机构的推广目的联系密切，孕妈妈可以根据自身需求选择。

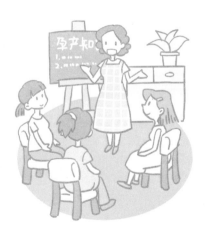

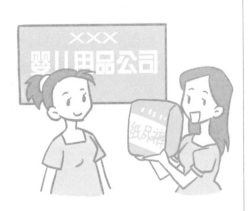

★ 时间往往不太确定，不像医院课程定期举行，需要孕妈妈向社区妇幼保健部门咨询。

只要想起你，孩子
我的心中就会
满溢着幸福。
我知道你
此刻正笑靥如花。

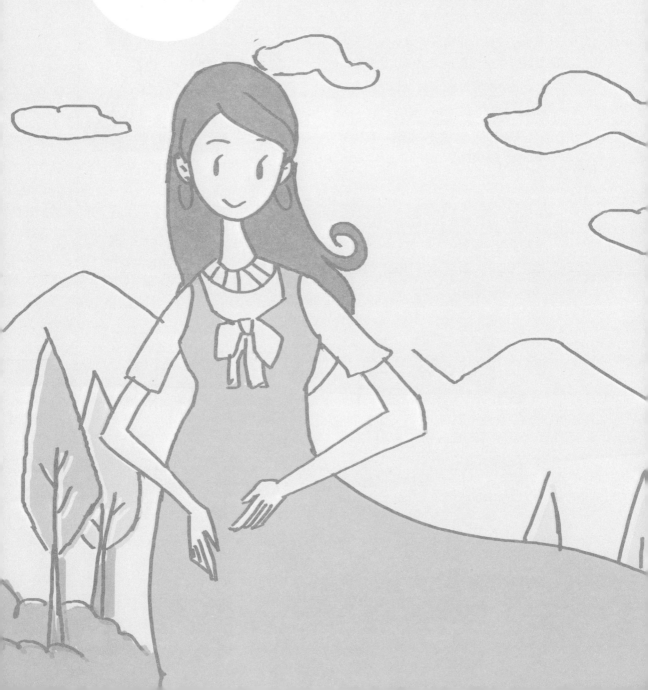

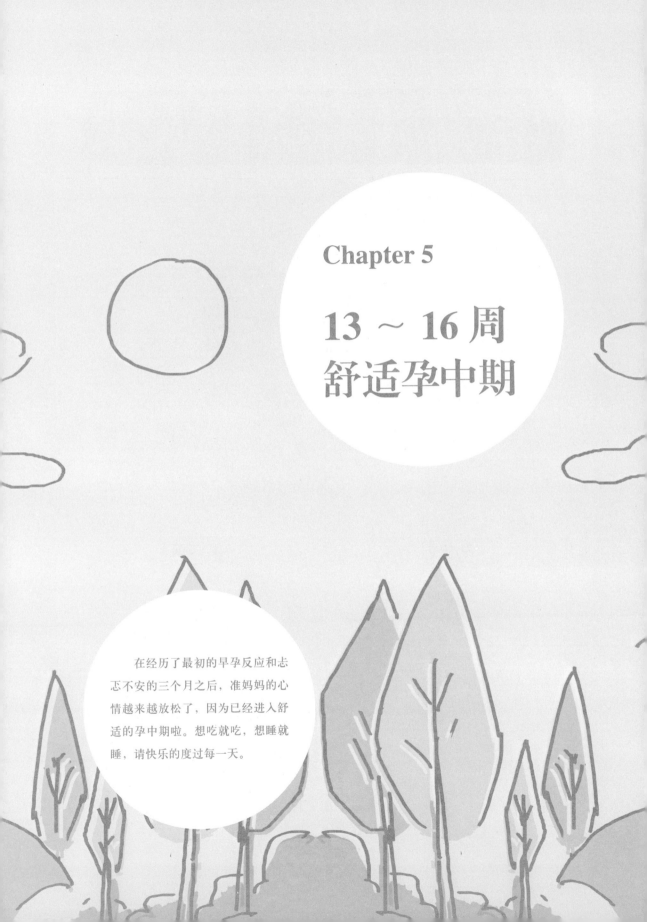

Chapter 5

13 ~ 16 周
舒适孕中期

在经历了最初的早孕反应和忐忑不安的三个月之后，准妈妈的心情越来越放松了，因为已经进入舒适的孕中期啦。想吃就吃，想睡就睡，请快乐的度过每一天。

发育中的胎儿和孕妈妈的感觉

第13周

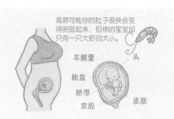

虽然可能你的肚子很快会变得明显起来，但你的宝宝却只有一只大虾的大小。

羊膜囊
胎盘
脐带
宫腔
头
皮肤

　　胎儿的肝脏开始分泌胆汁，胰腺也开始产生胰岛素。胆汁虽由肝脏分泌但却贮藏在胆囊（已经形成）里。目前胎儿只能通过血管吸收经你加工过的食物，所以它体内的消化系统内是完全没有食物的，直到宝宝开始用嘴（而不是通过脐带）进食为止。

第14周

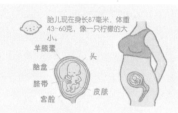

胎儿现在身长87毫米，体重43~60克，像一只柠檬的大小。

羊膜囊
胎盘
脐带
宫腔
头
皮肤

　　胎儿开始活动大拇指与其他手指，外生殖器清晰可见。牙床在牙肉里已经出现，食道及气管已呈现出来，喉也开始形成。他的唾液腺开始挥作用，很快他就会开始进行呼吸、吮吸、吞咽动作。他的肌肉反应从机械式、木偶式开始转变得像新生儿一样的顺畅。现在，胎儿的心跳可以用多普勒探测到。

第15周

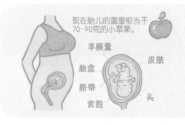

现在胎儿的重量相当于70~90克的小苹果。

羊膜囊
胎盘
脐带
宫腔
皮肤
头

　　胎儿已经有了轮廓分明的脖子，他的头不再长在双肩上，而是脖子上。他比以往更加灵巧活泼，他可以转头、张嘴和咂嘴唇，他还会踢腿，把脚朝里转又朝外转，弯弯脚趾头或摇摇脚趾头。到这个月底，不断增长的子宫将会提升到髋骨之外。

第16周

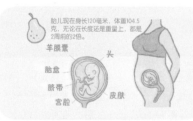

胎儿现在身长120毫米，体重104.5克，无论在长度还是重量上，都是2周前的2倍。

羊膜囊
胎盘
脐带
宫腔
头
皮肤

　　胎儿的头和脖子会变直，头部与颈部日趋发育成一直线。这是因为有更多的骨头形成了，背肌也会变得更强壮一些。胎儿的脚指甲开始从指甲床里长出来。由于控制胎儿体内血液供应的交换原理，胎儿不可能将母亲血液中营养尽数吸收，所以你自身体内仍有营养供给。

斑痕加深

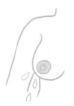

乳房应该没有那么疼痛和刺痛了，但可能会挤出一些清澈的液体，它是体内激素水平不断变化而积聚在乳腺内的液体。

尿频现象好转

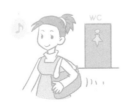

由于子宫改变了位置，缓解了对膀胱的压力，你会觉得不是那么经常要小便了。

偶尔鼻子流血和鼻塞

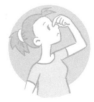

如果流鼻血，止血的最好办法是压住鼻子两侧（大约在鼻梁中部），轻微把头后仰。妊娠期间鼻塞现象也很常见，这是因为鼻腔黏膜肿胀的缘故。

出现妊娠纹

你的下腹部、屁股、大腿及胸部会出现细小的伸展纹（称为妊娠纹）大约会有90％的妇女怀孕期间会产生妊娠纹。

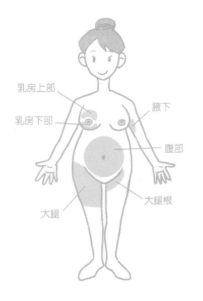

乳房上部
乳房下部
腋下
腹部
大腿根
大腿

可能出现胃灼热和便秘

妊娠中，会出现关闭食道与胃部之间的括约肌放松并使食物和胃酸返回食道的现象。如果胃里食物较少，返回食道的食物就会少，你就可能感到没那么难受。你可能会出现便秘。适量运动，增加饮水量，进食大量水果及蔬菜（最好生吃）增加纤维等，能帮助改善胃功能。由于需要韧带来支持子宫的伸展，你或许会有轻微的腹痛。

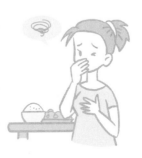

你依然感觉比孕前疲惫，听从你身体发出的信息，调整作息时间，及时充分休息。你可以继续进行日常锻炼，但要避免骑自行车、滑雪、溜冰、骑马等。

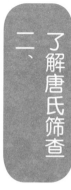

二、了解唐氏筛查

从第二次产检开始，准妈妈每次必须做基本的例行检查，包括：称体重、量血压、问诊及听宝宝的胎心音等。此时是做唐氏筛查的最佳时期。

什么是唐氏筛查？

唐氏筛查，是唐氏综合征产前筛选检查的简称，14～20周进行。唐氏综合征又叫做21三体综合征。正常人的第21号染色体为两条（一对），当多出一条21号染色体时，患儿有特殊的容貌，表现为耳介短、眉间增宽、吐舌，并出现智力障碍等，俗称唐氏儿。其发病率为1/700。随着产妇年龄的增加，其发病率明显升高。尤其是35岁以上的高龄产妇。

唐氏筛查，最重要是核对孕周

唐筛是通过检查孕妇血液生化检查中的三项指标，再结合年龄、孕周、体重来判断胎儿患有唐氏综合征的风险度。其判定结果分为高风险和低风险。当结果显示为高风险时，应仔细核对孕周，明确风险值。

如果判定结果为高风险，则有必要进行产前诊断（包括羊膜腔穿刺检查、绒毛检查、产前无创DNA检测）。

唐筛高风险不用过分紧张

需明确，唐氏筛查只能帮助判断胎儿患有唐氏综合征的机会有多大，但不能明确诊断。很多唐筛高风险的孕妇通过做羊膜腔穿刺，绝大部分都不是唐氏儿。

如果唐筛报告出来是低风险，最后生出唐氏儿的几率更是极低的。

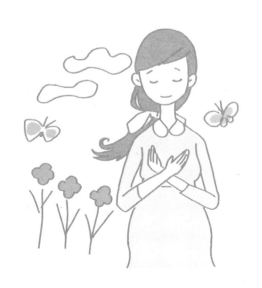

高龄孕妇不建议做唐筛

随着孕妇年龄的增加，唐氏儿的发病率也会升高。目前不主张高龄孕妇进行唐氏筛查，而建议直接进行产前无创 DNA 监测和（或）羊膜腔穿刺。

也可以查查甲胎蛋白

甲胎蛋白在产妇羊水或母体血浆中，当其异常升高时，要注意胎儿有无神经管缺陷，包括脊柱裂、无脑儿等。此时应做 B 超排除。

正被广泛应用的产前无创 DNA

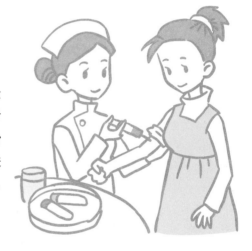

它是针对发育中胎儿的染色体异常的检测方法之一，利用新一代 DNA 测序技术对母体外周血浆中的游离 DNA 片段（包含胎儿游离 DNA）进行测序，并将测序结果进行生物信息分析，从而得到胎儿的遗传信息，检测胎儿是否患染色体疾病。

近两年，这项技术已在临床广泛应用。它最大的好处是无创，仅需孕妇的静脉血就可以完成检测，不会对胎儿造成任何影响，而且准确率高。它主要用于筛查 21 三体、18 三体、13 三体。但它并不能代替羊膜腔穿刺。因为羊膜腔穿刺可以检测出所有的染色体，包括一些细微的异常。

Tips

从妊娠 16 周以后开始，每次产检都会测量子宫底的高度。如果子宫底的高度大于怀孕周数，要注意是否有多胎，是否合并有子宫肌瘤等；如果小于怀孕周数，应注意是否胎停育。

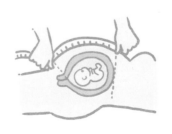

三、孕中期营养不宜过量

进入孕中期，胎儿进入快速增长期。孕妈妈也摆脱了早孕反应，变得胃口奇佳。在正常女性的饮食基础上，孕妈妈确实应当摄入足够的热量。但实际上，孕妈妈需要的量远远低于我们的期望。

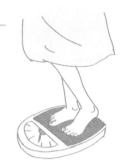

不同体重指数热量分配处方

这个需要用到我们前面提过的体重指数（BMI= 体重 ÷ 身高的平方）和标准体重（身高 −105）。

举例：

一 32 岁 孕 妇 孕 17 周，身 高 160cm，孕前 60kg，现在体重 62kg，体重指数为 23.43，标准体重；孕前标准体重为 55kg（160−105）。孕中期孕妇酌情加 200 ～ 300 千卡热卡。

计算热卡量为：55×30+250=1900kcal

需要的交换份数：1900kcal÷90 ≈ 21 份

分型	16 周后每周增重	热量系数
BMI < 18.5——低体重	0.5kg	35
BMI=18.5−23.9——标准体重	0.42kg	30
BMI=24−27.9——超重	0.28kg	25
BMI > 28——肥胖	0.22kg	25

适宜热量为：标准体重 × 热卡系数 + 孕中期孕妇酌情加 200 ～ 300 千卡

21 份分配：按碳水化合物占 50% 计算，每天主食需要 10 份，肉蛋类 3 份，奶类 3 份，蔬菜 1 份，水果类 1 份，油脂类 2 份，三餐分配按早 10%，午晚 30%，三次加餐各 10%；推荐一日膳食为：

早餐：1 份主食，奶 1.5 份，1 份肉蛋，蔬菜 0.2 份，油脂 0.4 份

加餐：1 份主食，水果 0.5 份

午餐：3 份主食，1 份肉，豆制品 0.5 份，蔬菜 0.4 份，油 0.8 份

加餐：1 份主食，水果 0.5 份

晚餐：3 份主食，肉蛋 1 份，豆制品 0.5 份，蔬菜 0.4 份，油 0.8 份

加餐：1 份主食，奶 1.5 份

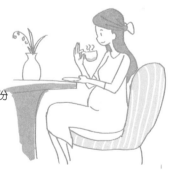

Tips：孕中期，营养管理需要注意这样几点

增加鱼禽蛋海产品的摄入、奶类的摄入；常吃含铁丰富的食物；适量运动，体重增长适宜；继续禁烟酒，并少摄入刺激性食物；增加粗粮即增加膳食纤维的摄入。

有的孕妈妈会感觉自己的肠胃功能好像变差了。吃了东西不能消化，咽喉部及食道胸段常有灼热感，非常不舒服。

胃灼热会加剧

随着孕期增加，肠胃道的烧灼感或消化不良会进一步加剧，消化功能比正常情况下减缓了2倍。这是由于孕激素抑制了胃肠蠕动导致的结果。

避免胃灼热可以这样做

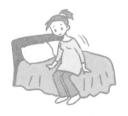 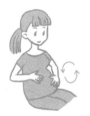 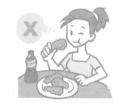 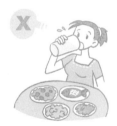

❶ 出现烧心时，孕妈妈不要躺着，可以站立或从床上坐起来，通过改变身体姿势借助重力帮助消化系统运动。

❸ 应避免食用辛辣食物和油腻食物以免加重烧心。常见的如碳酸饮料（苏打水）、豆类、大红肠、柑橘、辛辣食物和油脂类食物等。

❷ 轻轻以顺时针方向按摩胃部，帮助肠胃运动。细嚼慢咽和少量多餐都可以减轻肠胃负担，从而帮助更有效地消化食物。

❹ 避免进餐时大量喝水。另外，对许多孕妈妈来说，餐前少量吃些酸乳酪有助于减轻烧心。

Tips

如果孕妈妈消化问题严重，烧心长期存在，需要请医生检查，在医生指导下服用一些安全药物。

孕期，孕妈妈的行与动都应当以"慢"为主。孕早期胎儿小的时候还不明显，到了孕中期，尤其是孕晚期，膨胀的子宫会影响孕妈妈的日常行动，为了胎儿和自己的健康，孕妈妈的坐立行走最好能以正确的姿势进行。

睡姿（左侧位）

孕中期，尤其是到了孕晚期，随着胎儿的成长，子宫越来越大，采用左侧卧位，可以避免增大的子宫压迫大血管，影响胎儿的生长发育。

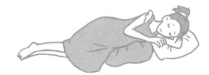

为了让孕妇能安全舒适度过孕期，建议孕妇使用护腰枕。它可以托腹护腰，培养孕妇正确的睡姿，减轻孕期不适感。

坐姿

❶ 在深坐椅中，后背笔直靠椅被，大腿成水平状，并于膝关节成直角，这样不易发生腰背痛。

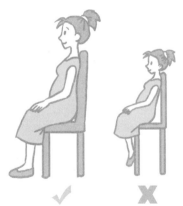

❷ 孕妇所坐椅子不应过高、过矮，应以40厘米为宜。

❸ 由立位改为坐位，孕妇先用手在大腿或扶手上支撑一下，再慢慢坐下。坐时先稍靠前边，用双手支撑腰部向椅背方向慢移，然后移臀部于椅背，挺直脊背，舒适地靠在椅背上，双脚平行叉开。

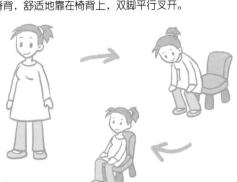

❹ 由坐位改为立位，同样最好先用手在大腿或扶手上支撑一下，再慢慢站起。

站立姿势

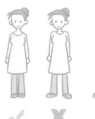

❶ 放松肩部，两腿平行，两脚稍微分开，距离略小于肩宽，双脚平直；

❷ 若站立时间较长，则将两脚一前一后站立，每隔几分钟便换前后位置，使体重落在伸直的前腿上。

下蹲姿势

❶ 捡东西：先屈膝，然后落腰下蹲，把东西捡起来，双手扶腿慢慢起立。

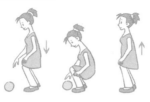

❷ 放东西：同样需要先屈膝，然后落腰下蹲，放下东西后，双手扶腿慢慢起立。

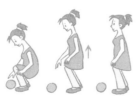

行走姿势

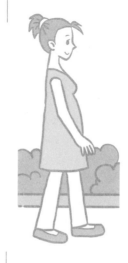

背直、抬头、紧收臀部，脚跟先着地，步步踩实，保持全身平衡。可以利用扶手和栏杆行走，切忌快速急走，也不要向前突出腹部。

上下楼梯

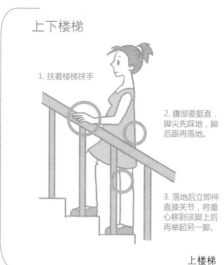

1. 扶着楼梯扶手

2. 腹部要挺直，脚尖先踩地，脚后跟再落地。

3. 落地后立即伸直膝关节，将重心移到该脚上后再举起另一脚。

上楼梯

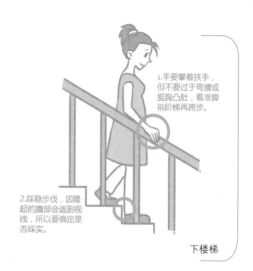

1.手要攀着扶手，但不要过于弯腰或挺胸凸肚，看准脚前阶梯再跨步。

2.踩稳步伐，因隆起的腹部会遮到视线，所以要确定是否踩实。

下楼梯

六、
孕期可以适度练习瑜伽

孕中期，也就是怀孕 4～6 个月，如果孕妈妈体重增加过快会增加患妊娠期高血压疾病和糖尿病的风险。对没有流产史、身体健康的孕妈妈来说，只要觉得准备好了就可以开始进行一些轻柔的增强身体力量和提高肌肉柔韧性、张力的锻炼。

练习孕期瑜伽有三个建议

孕期有意识地通过瑜伽锻炼腹部、腰部、背部和骨盆的肌肉，缓解紧张感，使腰部及骨盆的关节更柔软、肌肉更富弹性，可以避免由于妊娠体重增加和重心改变而导致的腰腿痛，并有助于减轻临产时的阵痛，促进顺利地自然分娩。

但需要注意的是，妊娠中晚期，孕妈妈不适宜长时间做弯腰或下蹲的动作，以免压迫腹部或造成盆腔充血。

怀孕期间瑜伽练习的三个建议

建议一：侧重瑜伽静心的练习；

建议二：强化腰腹部力量的练习；

建议三：强化呼吸力的练习。

上述这些练习能使呼吸深长舒缓，保持精神的安定，加强腹压，增强腰力，有很好的助产作用。

适合孕中期的瑜伽

促进骨盆内部血液循环的爬行练习

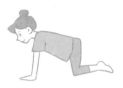

❶ 趴在地板上，用手掌撑地，双手、双腿打开至与肩同宽。

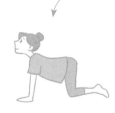

❷ 吸气，抬头，腹部向地板靠拢，下巴和臀部尽量向上顶，视线可看到天花板。

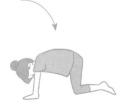

❸ 呼气，低头，背部弓起，下巴和臀部尽量向中心靠拢，视线可看到自己的腹部。

强化大腿内侧肌肉的腿部练习

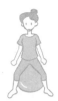

❶ 坐在球上，双脚向外打开，保持身体平衡。

❷ 利用球的弹力，身体在球上做轻微弹跳，弹跳过程中脚不要离地。用左脚靠近右脚，左腿膝盖靠在右腿膝盖上。

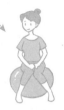

❸ 继续弹跳，换右脚靠近左脚，右腿膝盖靠在左腿膝盖上。

❹ 最后可在球上以顺时针或逆时针方向活动腰部。

促进全身血液循环的侧压练习

❶ 坐在地板上，一只脚伸直，另一只脚的脚后跟靠在耻骨上，双手于胸前合掌。

❷ 呼气，双手举过头顶向上伸直，背部挺直。

❸ 身体向伸直的脚一侧进行侧压，侧压过程中大腿保持不动。

❹ 利用侧腹部的肌肉力量回到❷的姿势，再将双手缓缓放下。

❺ 双手放下，休息片刻，以同样的方式向另一侧进行侧压。

强化手臂及背部肌肉的上半身练习

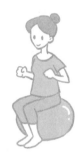

❶ 坐在球上，背部挺直，双手握拳，手臂弯曲向后拉伸，感觉肩胛骨用力。

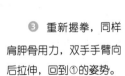

❷ 拳头展开，双手手臂向上举过头顶后交叉，手掌朝向正前方。

❸ 重新握拳，同样肩胛骨用力，双手手臂向后拉伸，回到❶的姿势。

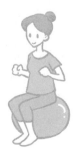

孕期瑜伽不可这样做

怀孕期间练习瑜伽要避免做强度大的动作，一切动作应以缓和而从容的心情去做。以上很多建议因每个人体质不同，状况也不太一样。若是担心自己出状况，或是自知体质不同，最好不要在家自己练瑜伽，尤其是完全没接触过瑜伽的初学者，最好在受过专业训练的孕妇瑜伽老师指导下练习。

孕妇运动量力而行

孕妇要根据自己的情况来做运动，不要强行运动。如果以前一直没有运动，那么可以做一些轻微的活动，比如散散步、坐坐健身球；如果以前一直坚持运动，可以游泳。但切记不要做爬山、登高、蹦跳之类的剧烈运动，以免发生意外。

后弯类动作

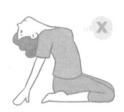

让原本压力就很大的后背，更显脆弱，因此千万不要做。

倒立动作千万不可

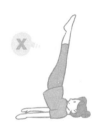

在孕中期还做倒立的话，有可能会造成胎位不正。

躺姿的动作

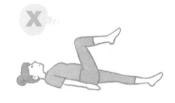

会压迫到大血管。

双脚平行，避免外八字站法

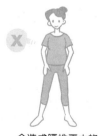

会造成腰椎更大的负担。

不要特别收缩腹部

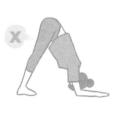

呼吸练习时充分使用可能的呼吸空间，不要特别收缩腹部。

千万不要过度拉伸

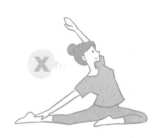

怀孕分泌更多"松弛素"，身体柔软，过度拉伸易受伤。

孕中期最适合的运动

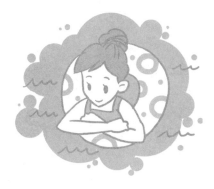

游泳可以减轻关节的负担。经常游泳的孕妈妈，顺产的概率相对较高。孕妈妈可以根据自己的体能安排游泳时间，定期进行。通常每周1～2次就可以了。

早晚散散步是一种好运动。散步是一种可以贯穿整个孕期的运动。孕中期散步的运动量可以适当增加，提高运动频率、延长运动时间。

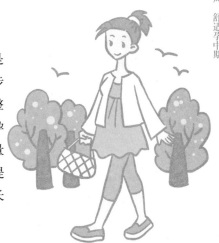

深度扭转类动作

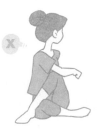

尽量避免，要做也只能做简单的肩颈、上胸的转动。

腹部着地的动作

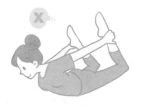

孕妇腹肌的压力原本就很大，腹部运动会造成更大的负担；甚至会造成腹直肌的裂开，让后背支撑性更差。

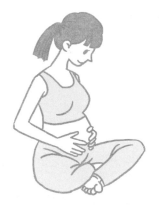

瑜伽。练习合适的瑜伽动作可以帮助孕妈妈肋骨伸展及加强胸腔及背部肌肉的弹性，改善便秘，控制体重、改善水肿，使孕妈妈保持好模样，放松紧张的情绪。

瑜伽球是非常好的帮手哦！

瑜伽球的弹力可刺激骨盆底肌群，促进子宫口血液循环，使子宫口肌肉变得柔软，帮助顺产。不过要注意的是，用瑜伽球做运动需要一定的平衡和协调能力，孕妈妈要注意安全，最好在瑜伽老师的指导下进行练习。

七、孕期性生活需谨慎

妊娠并非疾病，孕期有性欲，说明孕妈妈健康。适宜的性生活不仅带来夫妻双方的性满足与和谐情感，也有助于妻子情绪，有利于胎儿成长。

孕中期可以有节制地过性生活

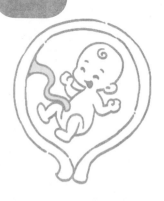

怀孕 4 ~ 6 个月，宝宝在子宫内处于相对稳定状况，流产危险比初期小。早孕反应消失，孕妈妈已完全适应怀孕状况，只要注意维持子宫稳定，保护胎儿生长发育的正常环境，孕妈妈可以适度过性生活。正如法国一位作家所说："腹中胎儿并不反对母亲'做爱'，当母亲的快乐多一分时，胎儿的快乐也多一分。"

孕晚期谨慎性生活

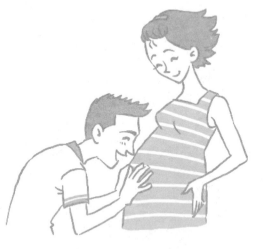

◆ 可能引发早产。性快感可使子宫收缩，影响胎儿安全，引发早产或产后大出血。

◆ 可能胎膜早破，羊水感染。性生活容易使羊膜破裂，即所谓早期破水。临产前 4 周子宫已经下降，子宫口逐渐张开，性生活会增加羊水感染的可能性。

◆ 可能引发产褥热。性生活将细菌带入阴道，分娩后侵入的细菌可在分娩后乘虚而入，引起子宫内膜炎及盆腔炎症。

◆ 新生儿易感染。分娩前最后一个月内每周有一次或多次性活动的孕妇，其婴儿罹患呼吸系统疾病、黄疸和窒息的比例为未过性生活孕妇的 2 倍。

适合的体位

	初期	中期	晚期	说明 避免过于激烈、频繁、动作难度大，避免腹部压力大。搂抱、抚摸、亲吻同样是健康的性生活
正常位	○ 适宜	△ 不宜	△ 不宜	应插入较浅，避免直接刺激宫颈口
前侧位	△ 不宜	○ 适宜	○ 适宜	这样可面对面做爱，而且使腹部免受压迫
后侧位	△ 不宜	○ 适宜	○ 适宜	优点在于不对女方腹部造成任何压力，对于孕期后阶段的妇女特别适用
女上位	△ 不宜	△ 不宜	△ 不宜	不适合，插入过深，增加感染的风险
坐入式	△ 不宜	○ 适宜	△ 不宜	适合腹部不太大的时期
后入式	△ 不宜	○ 适宜	△ 不宜	孕中期谨慎进行 男性上身体重应由自己腿部支承，不可过分前倾，动作宜小，以防女方腹部受压
屈曲式	△ 不宜	△ 不宜	△ 不宜	不适合孕期进行

六种情况不能过性生活

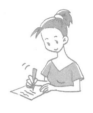

◆ 孕妈妈有习惯性流产历史的。

◆ 孕妈妈有子宫颈闭锁不全历史的。

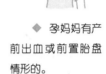

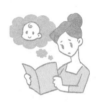

◆ 孕妈妈有产前出血或前置胎盘情形的。

◆ 孕妈妈有早产经验、早产历史或早期破水的。

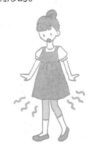

◆ 有阴道炎的孕妈妈。

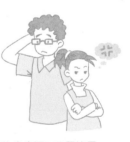

◆ 丈夫有性器官的疾病而不又愿使用避孕套的。

Tips：男性精液会刺激子宫收缩

男子的精液中含有多种多样的前列腺素，这些前列腺素性交时会被女子阴道黏膜吸收，从而刺激子宫收缩。因此，妊娠期性交时男方应戴避孕套，避免精液与阴道黏膜直接相接触，防止性生活后子宫的强烈收缩而发生腹痛或流产。

突然，
就像一阵蝴蝶飞过
我知道
那是你在告诉我和爸爸，
你正幸福得战栗。

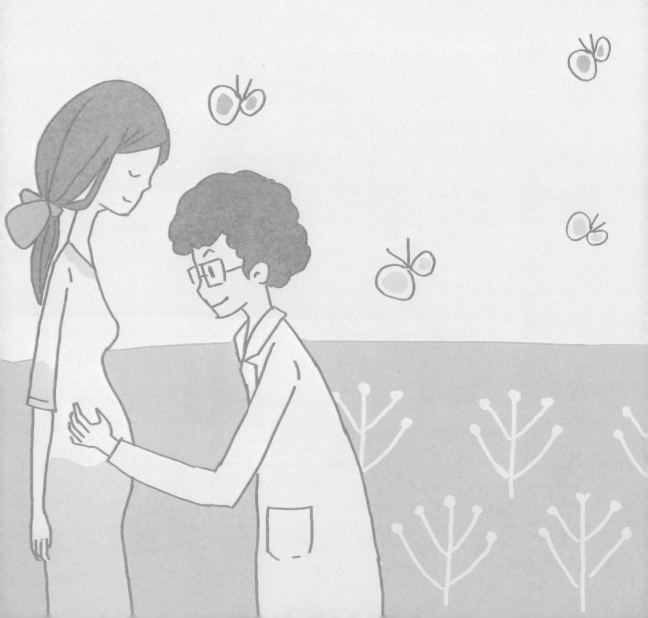

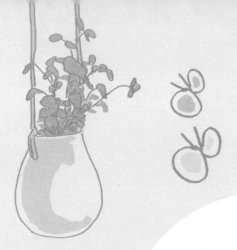

Chapter 6

17 ～ 20 周
唾摸幸福胎动

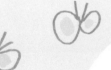

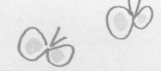

　　大多数准妈妈都能感觉到胎动了。对于胎动的感觉，每位妈妈都有自己的独特经验。常常抚摸着肚子和他说话吧，胎宝宝似乎真能明白父母的每一样心思。

一、
发育中的胎儿和孕妈妈的感觉

第 17 周

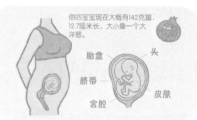

你的宝宝现在大概有142克重,12.7厘米长,大小像一个大洋葱。

胎盘　头
脐带
宫腔　皮肤

　　宝宝靠脐带和胎盘连接在一起,只有胎生动物身上才会有胎盘和脐带,换句话说,鸡没有肚脐。在胎盘和脐带的帮助下,胎儿的身体系统已能像初生儿那样动作。目前胎儿正练习着这3种反射行为:吮吸、吞咽和眨眼,他还在尝试着合并其他的反射行为。

第 18 周

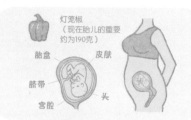

灯笼椒
（现在胎儿的重要约为190克）

胎盘　皮肤
脐带
　　头
宫腔

　　胎儿的指尖和脚趾上会出现肉垫,很快小垫子将会发育成手指及脚趾上各具特色的指纹。胎儿的耳朵将移动到其最终位置。胎儿大部分骨骼开始变硬。如果胎儿是个男孩的话,前列腺就已经发育完毕。胎粪（早期胎儿的废物）会开始在胎儿的肠内积聚,它由脱落的细胞、消化分泌物及吞下的羊水组成。

第 19 周

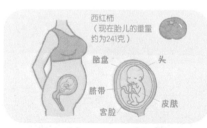

西红柿
（现在胎儿的重量约为241克）

胎盘　　头
脐带
宫腔　皮肤

　　胎脂开始形成,这是一种覆盖在胎儿皮肤表层的物质,它可以保护皮肤和不断发育的腺体及感官细胞等。胎毛（暂时的头发）开始在胎儿的头上出现。如果胎儿是个女婴,那么她的卵巢里已经存在着最初的卵子了。胎儿偶尔也会打嗝,一般半小时就会停止。

第 20 周

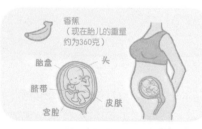

香蕉
（现在胎儿的重量约为360克）

胎盘　头
脐带
宫腔　皮肤

　　胎儿眉毛会开始形成,头上开始长出细细的头发（这些是永久性头发而不是胎毛）。即使是"永久性头发"也会在出生后第2周开始脱落,逐渐被更粗更密的头发代替。现在胎儿已经能和出生儿一样时睡时醒了。如果你的宝宝是女儿,那她的子宫就已完全形成。

孕妈妈感觉到胎动

现在你大概已经第一次感受到轻微的胎动。宝宝一直都在不停地动作着，如果你还没有感觉的话，大概再过 2 周就会有感觉了。另外，现在别指望宝宝会拳打脚踢，现在的感觉更像是肚子在咕咕叫，水泡在破裂，或是蝴蝶在肚子上，甚至会像是消化不良或饥饿的痛感。

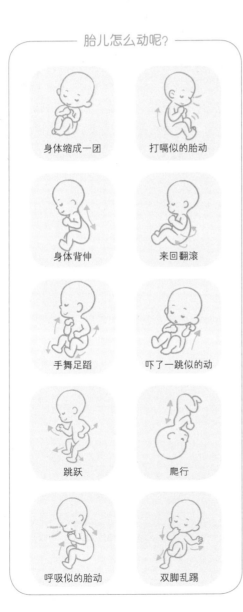

胎儿怎么动呢？

身体缩成一团　　打嗝似的胎动

身体背伸　　来回翻滚

手舞足蹈　　吓了一跳似的动

跳跃　　爬行

呼吸似的胎动　　双脚乱踢

静脉曲张

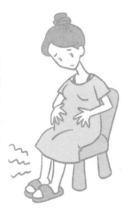

由于身体为了支持妊娠而增加了额外的血液，你会发现静脉会越来越明显。如果静脉开始膨胀，要小心防止伴随静脉曲张而产生的疼痛和不适。

背痛

你或许会出现背痛，这是因为背部最狭窄的部分（腰部）需要平衡不断增大的子宫，而且骨盆中以往稳固的关节开始松弛为分娩作准备。你大概还会觉得疲倦，甚至精疲力尽，这是正常的。

Tips

胎动是胎儿在孕妇子宫内的活动，是胎儿在子宫内做伸手、踢腿、冲击子宫壁等活动。在孕妈妈有感觉前，胎动就已经发生。

如果唐氏筛查报告高风险，那么可以安排做产前无创 DNA 检测或羊膜腔穿刺术。

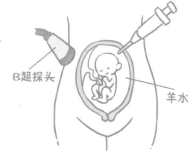

B超探头

羊水

什么是羊膜腔穿刺术

羊膜腔穿刺术又叫羊水穿刺术，是一种介入性产前诊断。它是在超声引导下，以细针经腹壁穿刺羊膜腔取少量羊水。羊水中含有胎儿的皮肤和其他发育过程中脱落的细胞，检验时主要是针对这些细胞中的 DNA，对胎儿进行染色体以及遗传代谢疾病的检测。可检测以唐氏综合征为主的染色体异常，也可检测出一些基因病，如地中海性贫血、血友病等，还可以检测出某些代谢性疾病。

最佳检测时间为 14 ~ 20 周

一般进行羊膜腔穿刺的最佳时间是 14 ~ 20 周。抽取出来的细胞必须经过培养，使其分裂到足够的数量才能进行检验分析，因此羊膜腔穿刺的检验报告结果约在 2 周后才可获取。若小于 14 周进行羊膜腔穿刺术，羊水较少会提高风险；若超过 20 周，检验报告出来时，胎儿已经太大，此时决定终止妊娠风险更大。

适用对象

一般建议进行羊膜腔穿刺术者为：

◆ 年龄 35 岁以上的高龄产妇；

◆ 前胎曾是染色体异常胎儿的孕妇；

◆ 夫妻中一人有染色体异常者；

◆ 曾经反复流产的孕妇；

◆ 唐氏高风险的孕妇。

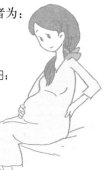

Tips

羊膜腔穿刺术对于胎儿的安全的风险小于绒毛膜取样术，但是绒毛膜取样术可以在怀孕更早期施行。一旦发现胎儿有遗传性疾病，可以尽早决定。

胎动是有规律的

一天之中，胎动在上午 8 ～ 12 点比较均匀，下午 2 ～ 3 点时最少，下午 6 点以后就开始逐渐增多，到了晚上 8 ～ 11 时最活跃。胎动是胎儿在妈妈子宫内成长的现象，也是宝宝健康的重要指标。胎动的多寡，可以告诉孕妈妈腹中宝宝的安危。

三、认识胎动的规律性

胎动的频率因人而异

怀孕至 29 ～ 38 周为胎动最为频繁的时期，28 ～ 32 周时达高峰，至 38 周后接近足月时又逐渐减少。胎动的强弱及频率，因个体的不同而有很大的差异，有的 12 小时多达 100 次以上，有的则 30 ～ 40 次。若 12 小时内，胎动少于 30 次或胎动两小时少于 10 次，则表示胎儿可能有缺氧的情形；但有时在发生缺氧时，胎动有可能先过于频繁，接着才是变少的情形。

哪些情形比较容易感觉到胎动？

◆夜晚睡觉前。一方面胎宝宝比较有精神；另一方面，孕妈妈能静下心来感受宝宝的胎动。

◆吃饭以后。宝宝"吃饱喝足"有力气了，胎动会比饭前要频繁。

◆洗澡的时候。孕妈妈放松的情绪传达给了宝宝，他也比较有精神。

◆准爸爸和准妈妈在对着肚子里的宝宝说话的时候。宝宝用胎动的方式来回应。

◆听音乐的时候。

胎动预示着胎儿的安危

胎动有规律，有节奏，变化不大，即证明胎儿发育是正常的。胎动频率减少或停止，可能表示胎儿在子宫内有慢性胎儿窘迫的情况，如缺氧等因素，应该紧急处理。尤其在这些情形下：12 小时无胎动，或一天胎动少于 10 次，或与前一天相比较胎动减少一半以上，则更应小心处理。胎动的次数并非恒定不变，孕妇的运动、姿势、情绪以及强声、强光和触摸腹部等，都可引起胎动的变化。

四、孕期补钙不能忽视

孕中期是胎儿骨骼发育的关键时期，骨骼肌发育、骨骼开始钙化，对钙、维生素D的需求增加，决定了孕妈妈对钙的需求量增加了40%。

缺钙对胎儿有影响

胎儿缺钙易得先天性佝偻病。胎儿得不到足够的钙，很容易发生新生儿先天性喉软骨软化症，当新生儿吸气时，先天性的软骨卷曲并与喉头接触，很易阻塞喉的入口处，并产生鼾声，这对新生儿健康是十分不利的。更为重要的是，胎儿摄钙不足，出生后还极易患颅骨软化、方颅、前囟门闭合异常、肋骨串珠、鸡胸或漏斗胸等佝偻病。

如果孕妈妈缺钙

小腿抽筋

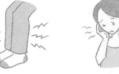
牙齿松动

妊娠期高血压综合征

关节、骨盆疼痛

孕期补钙分阶段

孕早期	孕中期	孕晚期
普通摄入 800 毫克／天	增加摄入 1000 毫克／天	进一步增加 1200 毫克／天
每天喝 250 毫升鲜牛奶或者酸奶，再加上其他食物中提供的钙以及多晒太阳，一般能够满足机体的每天钙的需求。无需额外补充钙剂。	每天要喝 500 毫升牛奶或酸奶，对于不习惯喝奶的孕妈咪，每天可以补充 500 毫克左右的钙片，再吃一些虾皮、腐竹、黄豆以及绿叶蔬菜等钙含量丰富的食物。同时进行享受日光浴，促进钙的吸收。	每日喝 500 毫升牛奶或酸奶，补充 500 毫克钙片，再吃一些含钙丰富的食物。冬天一般每天不少于 1 个小时，夏天则为半个小时左右，并且尽量避开上午 10 点～下午 3 点这段紫外线最强烈的阳光。

怎么知道缺钙呢？

抽血化验
↓
微量元素

可通过化验微量元素以及自觉症状。比如出现腿抽筋，牙齿松动等情况。

富含钙质的食物

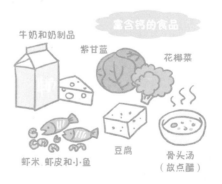

富含钙的食品

牛奶和奶制品　紫甘蓝　花椰菜　豆腐　骨头汤（放点醋）　虾米 虾皮和小鱼

四道补钙菜

① 蛋黄虾

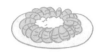

材料：虾 300 克，咸蛋黄 3 个。

调料：油、葱丝各适量。

做法：①虾洗净，入锅炒成红色后盛出（锅内不加油）。②炒锅内加油烧热，至五成热时，放入咸蛋黄，边炒边研成泥，把虾和葱丝倒进去一同翻炒，熟透入味后起锅即可。

功效：含丰富的蛋白质、钙、矿物质和多种维生素，有补肾生血、润燥暖胃、减少胆固醇、预防高血压、增强人体免疫力的功效，且有很好的通乳作用。

② 烧二冬

材料：冬菇 200 克，冬笋片 100 克。

调料：植物油、葱花、姜末、酱油、料酒、白糖、水淀粉、香油各适量。

做法：①冬菇去根，洗净，挤去水分备用。②炒锅放适量油，烧热，放入冬笋片炸一下，捞出控油；冬菇用开水氽一下捞出。③炒锅留底油，放葱花、姜末煸出味，倒入冬菇、冬笋片煸炒，加酱油、料酒、白糖调味，最后用水淀粉勾芡，淋上香油即可出锅。

功效：富含氨基酸、维生素、尼克酸、铁、磷、钙，有降血压、降胆固醇、强心保肝、宁神定志、促进新陈代谢及加强体内废物排泄等作用，适宜高血脂孕妇食用。

③ 清蒸排骨

材料：排骨 600 克，熟火腿 50 克，水发玉兰片 60 克。

调料：盐、料酒、葱丝、姜丝、高汤各适量。

做法：①排骨剁成 4 厘米长的段，用开水烫一下洗净；火腿、玉兰片均切成小片备用。②排骨块放到盘内，再放上火腿片、玉兰片、葱丝、姜丝、料酒、盐、高汤，上蒸笼用大火蒸 1 小时即可。

功效：可促进胎儿骨骼发育，具有滋阴润燥、益精补血的功效。

④ 肉末豆腐

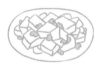

材料：豆腐 300 克，肉末 100 克。

调料：植物油、葱花、姜片、盐、料酒、高汤、香菜末各少许。

做法：①豆腐上蒸笼蒸 5 分钟，取出晾凉后切成片。②炒锅内加油烧热，下葱花、姜片煸出香味，放入肉末煸炒，再加高汤、料酒和豆腐片，炖至汤汁呈奶白色。③加盐调味，最后撒上少许香菜末即可。

功效：富含蛋白质及铁、钙、磷、镁等人体必需的多种微量元素，可补中益气及防治骨质疏松、高血压、高血脂、高胆固醇、动脉硬化，是高龄孕产妇补充营养的食疗佳品。

这些物质影响钙质吸收

含有草酸的蔬菜：菠菜、苋菜、竹笋等蔬菜。建议用水先焯一下，去掉涩味后再烹饪。

富含磷酸的食物：碳酸饮料、可乐、咖啡、汉堡包等，大量含磷，磷会把钙"挤"出体外。

盐：过多盐会影响身体对钙的吸收，同时还可能导致人体骨骼中钙的更多流失。

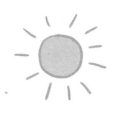

缓解孕期腿抽筋

当钙、镁缺乏或者是轻微的循环障碍时会发生肌肉痉挛，也就是腿抽筋，而且往往在夜间出现。虽然研究发现，口服补充镁有助于减轻痉挛的严重程度，但是通过饮食如增加奶制品和深绿色蔬菜的摄入来补充钙、镁对孕妈妈会更适宜。如确实需要药物补充，请医生检查后再做补充。

◆ 牵拉、向上弯曲足底，向外推脚后跟可以避免腿抽筋。有时，当抽筋刚开始时，也可以做这种伸展动作。试着轻轻按摩也可以缓解抽筋。

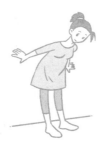

◆ 或者斜倚在墙上，足底站在地板上，双臂伸直，稍前倾，双手掌抵着墙。

◆ 当出现明显的抽筋时，可以握紧椅背作为支持，站直使腿后部肌肉伸展，髋部稍向前并弯曲，膝部伸直，均匀地作深呼吸。

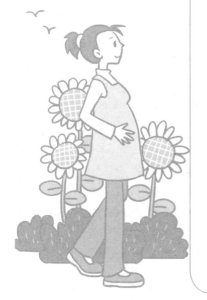

五、
四招缓解孕晚期腰背酸痛

注意生活中的姿势、动作

 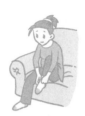 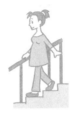 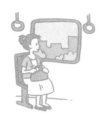 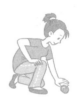

站姿坐姿要注意　　穿脱鞋袜先坐稳　　上下楼梯稳扶扶手　　坐车出行扶稳坐好　　捡物缓慢蹲下，捡起后再缓缓站起

使用托腹带和侧睡枕

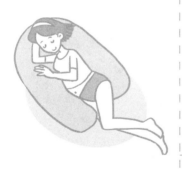

使用托腹带可以将肚子托高，减轻腹部的负担。

侧睡枕则可在睡觉或采坐姿时使用，可以避免腰部悬空，减轻腰部的压力。

按摩腰部

一种办法是两手对搓发热后，重叠放在腰椎正中，由上而下推搓 30～50 下，致使局部产生发热感。

另一种办法：两手握拳，放腰部向四周滚动、按摩，自下而上，自上而下，反复多次。头部配合前倾后仰，可以起到放松腰背部肌肉的作用。力度不可太大，以免发生意外。

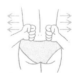

生活调理

不坐卧潮湿地，夏天不贪凉，洗澡用温水，避免凉水刺激腰部。不做增加腰部负重的动作，如提举重物，猛然弯腰和下蹲。不长时间保持某一姿势。

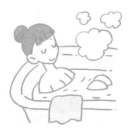

静脉曲张不可忽视

尽管很多孕妈妈担心妊娠纹，但实际上沿小腿出现的隆起的蓝色蚯蚓状纹比妊娠纹更需要担心，因为这是静脉曲张的表现。孕期的静脉曲张经常发生在小腿和外阴部。

孕期发生静脉曲张最严重的后果是容易引发血栓。如果既往得过血栓类疾病，风险更高。因为孕妇本身血液呈高凝状态，再加上巨大的子宫压迫，静脉回流受阻，孕期很容易形成血栓。一旦血栓形成后脱落，就容易形成肺栓塞，甚至有生命危险。

为什么容易出现静脉曲张

妊娠期血容量增加，加上子宫的重量影响了下半身的血液循环，当静脉壁过度牵拉，瓣膜不能关闭引起局部血液积聚，就出现静脉曲张。痔疮实际上是直肠部位静脉曲张。

体重超重或大部分时间保持相同姿势的孕妈妈，容易发生静脉曲张。

静脉曲张有遗传性，如果母亲有过静脉曲张，女儿也可能出现。

对策：
· 轻度，穿弹力袜；
· 严重时需做多普勒检查，看有无深部血栓形成；
· 必要时候要采取抗凝治疗。

五个生活细节预防静脉曲张

◆ 锻炼和伸展运动。

◆ 避免长期坐或站立，经常活动和放松下肢。

◆ 交叉双腿或穿过膝的或过大腿部的长筒袜会导致血流阻断，尽量避免。

◆ 侧卧位并保持腿部和头部在一个水平面上。

◆ 坐时可以抬高足部。

❶ 多吃富含粗纤维素的食物，饮足够的水，避免吃辛辣的食物。

❷ 保证大便通畅，形成良好的排便习惯，尽量避免便秘的发生。

❸ 冰敷、磁疗或坐浴可以减轻痔疮症状。把盛有热水的专用浅盆安全放置在坐便器上，臀部浸泡在热水中。

❹ 肛周用专用垫圈保护可以暂时缓解疼痛，但可能会加重肛门部位的压力。

❺ 发生痔疮不能自行使用缓泻剂或矿物油，必要时要在医生指导下使用。要注意，分娩过程中由于施加腹压，有的人痔疮会加重。

孕妇出现右下或右侧腹痛且持续不缓解，有时难以忍受；同时伴有恶心呕吐、发热等症状；再加上按压右侧腹有明显疼痛，腹肌也较硬，是急性阑尾炎的征象。

孕期急性阑尾炎的两大特点

容易误诊。因为非孕状态下是转移性右下腹痛；孕期疼痛位置偏高。

炎症容易扩散。身体大网膜含有吞噬细胞，有重要的防御功能。当腹腔器官发生炎症时，大网膜的游离部会向病灶处移动，包裹病灶以限制其蔓延。但孕期膨大的子宫把大网膜顶上去，使大网膜不能局限病灶，炎症容易扩散。孕期只要出现右侧腹痛，孕期的急腹症、孕期阑尾炎、胆结石、急性胰腺炎、胃肠炎，都要考虑。

预防孕期急性阑尾炎

妊娠期阑尾炎的发生率是0.1%～0.3%，其中20%～40%孕妇有慢性阑尾炎病史。孕妈妈注意休息，保持心情愉快，适当进食蔬菜、水果，并辅以适量的运动，有助于改善肠道运动，减少腹胀，改善血液循环，可预防孕期阑尾炎的发生。

Tips：孕期发生急性阑尾炎怎么办？

孕期阑尾炎一定要做手术，早发现，早治疗，一般不会留下后遗症。因为孕期感染容易扩散，甚至造成穿孔。这种穿孔因为刺激宫缩，还可能导致流产、早产。

接受手术治疗

◆ 孕早期，手术治疗急性阑尾炎对子宫干扰小，对继续怀孕影响小，一旦确诊合并急性阑尾炎，不论其临床表现轻重，孕妈妈均应手术治疗。

◆ 孕中期，胎儿已经比较稳定，手术对子宫干扰不大，可继续怀孕。孕4～6个月是手术切除阑尾的较佳时机。

◆ 孕晚期，有因手术刺激引起早产的可能，但此时因为绝大多数宝宝发育已接近成熟，故手术对宝宝的存活及孕妈妈的影响也不大。如果妊娠已近预产期，可以选择腹膜外剖宫产手术和阑尾切除手术一起进行。

为了避免孕期急性阑尾炎手术，患了慢性阑尾炎的孕妈妈，最好在怀孕前就做手术。

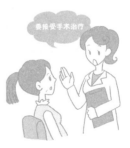

要接受手术治疗

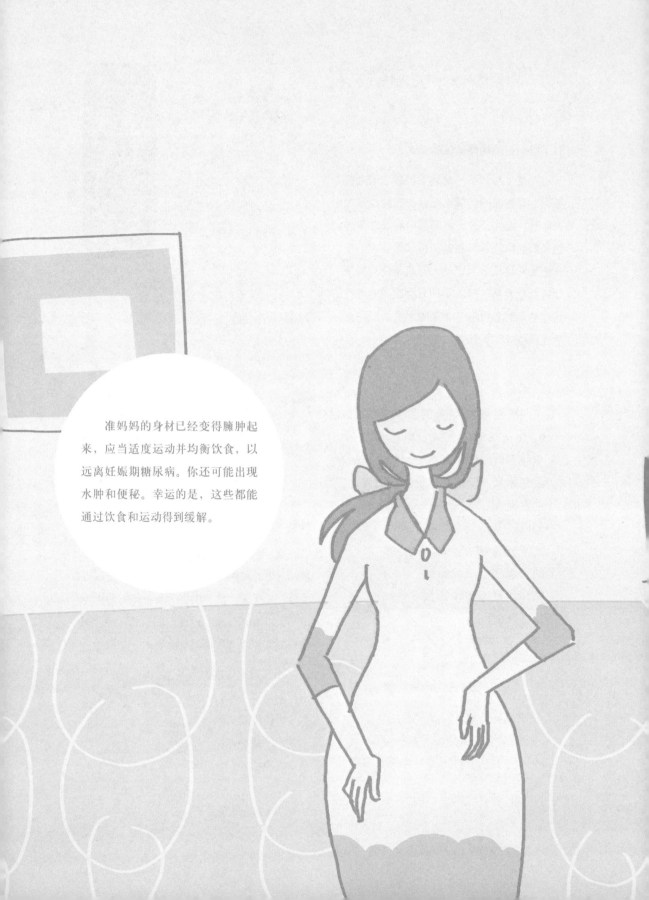

准妈妈的身材已经变得臃肿起来，应当适度运动并均衡饮食，以远离妊娠期糖尿病。你还可能出现水肿和便秘。幸运的是，这些都能通过饮食和运动得到缓解。

Chapter 7

21 ～ 24 周
乐享孕味悠悠

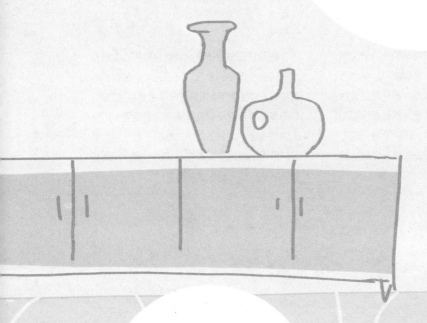

满树的花朵
只源于秋风中的一颗种子，
我相信
所有的辛苦
都将在那开满的花中
消融。

一、
发育中的胎儿和孕妈妈的感觉

第 21 周

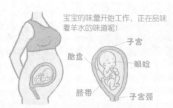

宝宝的味蕾开始工作，正在品味着羊水的味道呢！

子宫
胎盘
眼睑
脐带
子宫颈

　　胎儿在羊水里可以任意移动脑部及肌肉方向：时而弯曲，时而转身，时翻筋斗。羊水可以保持胎儿轻盈、温暖和清洁，甚至可以让胎儿偶尔吞咽下一些东西，来练习消化和排泄功能。胎儿的心脏越来越强壮，用听诊器可以听到胎心音。现在的胎儿看上去就像一个缩小的新生儿。

第 22 周

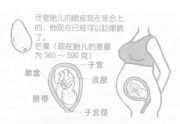

尽管胎儿的眼皮现在是合上的，他现在已经可以眨眼睛了。

芒果（现在胎儿的重量为 360～590 克）

胎盘
子宫
皮肤
脐带
子宫颈

　　胎儿会被外界的声音或活动惊醒：突然发出的噪音、喧吵的音乐，甚至汽车或洗衣机的震动都会吵醒宝宝。如果你的宝宝是男孩的话，他的睾丸就开始从骨盆里降下到阴囊里。如果你的宝宝是个女孩子的话，她的子宫已完全形成并且刚刚经历了发育最迅速的时期。卵巢和睾丸都是从同一组织发育而来。

第 23 周

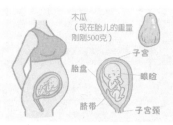

木瓜（现在胎儿的重量刚刚500克）

子宫
胎盘
眼睑
脐带
子宫颈

　　胎儿的身体变得比较匀称了。即使对整个身体而言，头看起来仍旧大一点，但腿、手臂和躯干并不显得太短。细细的胎毛布满全身，包括脑袋。下周，胎儿的味蕾就会在舌面和脸颊内部形成。人类的味蕾一出生就开始减少，而且再也不会增加。

第 24 周

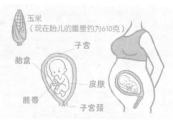

玉米（现在胎儿的重量约为610克）

子宫
胎盘
皮肤
脐带
子宫颈

　　胎儿的皮肤不仅起皱，因为太薄了，还是透明的。如果在这个时候能看到胎儿，就会看见骨头、器官和血管。胎儿每天都能听见你心跳的声音、你说话时声音回响、你呼吸的声音以及你肠胃的隆隆声。宝宝的心音变得越来越强，把耳朵贴近腹部会听到胎心音。

孕妈妈出现不适感

◆ 牙龈出血：孕期大量的孕激素导致孕期牙龈增生，导致牙龈炎。

孕期必须保证早晚两次仔细刷牙，每餐后需漱口，必要时候可戴指套按摩牙龈。牙齿中食物残渣容易引发感染，导致孕期牙龈炎，直至牙周病，牙齿松动，甚至掉牙。

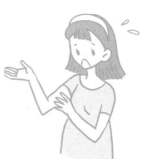

◆ 皮肤被过度拉伸。腹部也许也开始发痒。要涂护肤乳，保持腹部滋润，避免体重过量增加（太胖只会增加不适）。

◆ 脚抽筋。并且脚踝和脚有轻微的水肿。长时间站立、疲劳以及饮食中过多的磷和过少的钙都会引起抽筋。可以做一些必要的调整，让身体尽可能地舒适。

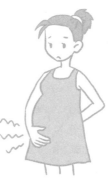

◆ 耻骨区疼痛和下腹部的牵拉痛。这是由于子宫扩张，支撑子宫的韧带被过度拉伸导致的。

◆ "蛛网血管"。可能会在你的胸部、脖子、面部、胳膊和腿上出现，但会在分娩后渐渐消失。

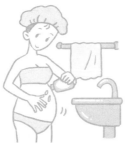

◆ 背部疼痛。因为重心前移，背部肌肉被过度拉紧所导致。平躺、按摩、热敷都能减轻肌肉疼痛。

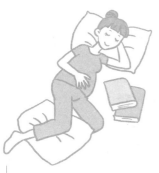

◆ 睡眠姿势变得相当重要，应该尽量侧睡，而不是平躺着睡或趴睡。如果你能朝左睡——最好是一只腿交叉在另一只上，双腿之间夹一个枕头——那么宝宝就能得到最佳的血液流通，减轻自身腿脚水肿，促进废物收集和排出。

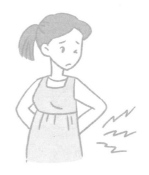

孕 22 ～ 24 周会进行第三次超声波超检查。这次 B 超的目的主要是系统筛查，察看胎儿有无畸形。

需要关注这几个数值

HC— 头围

绕胎头一周的最大长度。通常情况下从前额的鼻根到后脑的枕骨隆突的距离最长，所以一般头围就是从前额的鼻根到后脑的枕骨隆突绕一周的长度。

BPD— 双顶径

胎儿头部从左到右最长的部分。孕 5 月后，基本与怀孕月份相符，即孕 7 个月时约为 7.0 厘米，孕 8 个月时约为 8.0 厘米。之后，每周增长均约 0.2 厘米。

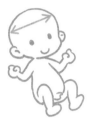

FL— 股骨长

股骨是人体最大的长骨，指大腿骨；股骨长即大腿骨长度。与相应的 BPD 值差 2 ～ 3 厘米，即如 BPD 为 9.3 厘米，股骨长度应为 6.3 ～ 7.3 厘米。

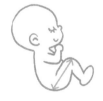

AC—腹围

胎儿腹部的周长。胎儿 16 周腹围的平均值为 10.32±1.92 厘米。胎儿腹围偏大，表示胎儿比较胖，胎儿腹围偏小，表示胎儿小。

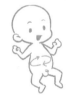

AMN— 羊水

子宫羊膜腔中保护维持宝宝发育所需液态环境的液体。B 超报告单中羊水范围数值有 MVP、AFI。MVP 在 3 ～ 7 厘米为正常，AFI 在 8 ～ 18 厘米为正常。

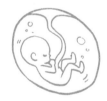

FM—胎动

B 超于孕 8 ～ 9 周就可见到胎动。有、强为正常，无、弱可能胎儿在睡眠中，也可能为异常情况，要结合其他项目综合分析。

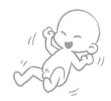

S/D、PI、RI：都是测定脐动脉血流阻抗（显示胎儿与胎盘之间循环状况）的指标。

RI：脐动脉血流阻力指数

PI：脐动脉搏动指数

S/D：胎儿脐动脉收缩压与舒张压的比值

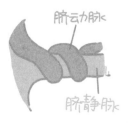

脐动力脉

脐静脉

如果 B 超显示下面内容，则说明胎儿可能有染色体异常：

· 左心室强光点

· 脉络丛囊肿

· 侧脑室增宽

· 双侧肾盂分离

为什么很多检查项目反复进行

产检中多项常规检查，如血常规、尿常规等，医生会要求反复检查，主要目的就是对孕妈妈的身体状态进行持续的观察，进而发现潜在问题。医生们通过反复进行多项检查项目，能够及时发现隐藏的问题和异常情况，从而保证孕妈妈孕期安全，这也是每隔一段时间就要到医院产检的原因。

血常规复查

孕妇外周血血红蛋白 < 110 g/L 及红细胞比容 < 0.33 为妊娠期贫血，其中血红蛋白 ≤ 60 g/L 为重度贫血。妊娠期贫血以缺铁性贫血多见，再生障碍性贫血少见，但对母儿危害严重。轻度贫血对孕妇及分娩的影响不大，重度贫血可引起早产、低体重儿等不良后果。

◆ 白细胞在机体内起着消灭病原体、保卫健康的作用，正常值是 $(4 \sim 10) \times 10^9/L$。妊娠期白细胞会轻度升高，但一般情况不会超过 $15 \times 10^9/L$。

◆ 血小板在止血过程中起重要作用，正常值为 $(100 \sim 300) \times 10^{12}/L$，如果血小板低于 $100 \times 10^{12}/L$，就应当引起重视，查找原因。

尿常规检查

尿常规可以检测孕妈妈尿液中有无尿蛋白、尿糖、尿酮体及白细胞等，以了解孕妈妈是否患有慢性肾炎、尿路感染、糖尿病等。

如果蛋白阳性，提示有妊娠高血压疾病、肾脏疾病的可能。如果尿糖和酮体阳性，要排除有无糖尿病的可能，需进一步检查。如果发现尿中有大量红细胞和白细胞，则要检查有无尿路感染的可能，尤其是伴有尿频、尿急、尿痛等症状。

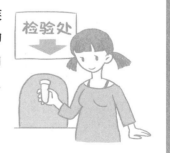

检验处

三、孕中期饮食加强补铁

妊娠期铁的需要量增加是孕妈妈缺铁的主要原因。以每毫升血液含铁 0.5mg 计算，妊娠期血容量增加需铁 650 ~ 750mg。胎儿生长发育需铁 250 ~ 350mg，故妊娠期需铁约 1000mg。孕妈妈每天需铁至少 4mg。

贫血怎么办？

妊娠期轻度贫血，可以饮食补充，多吃含铁丰富的食物。如果效果一般，可以在医生的指导下服用硫酸亚铁、琥珀酸亚铁等铁剂。同时为了促进铁的吸收，适度补充维生素 C。重度贫血或因胃肠道反应无法口服铁剂的，也可采用静脉铁剂。

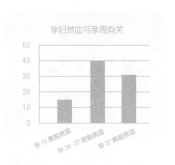
孕妇贫血与孕周有关

每天的饮食中，孕妈妈对铁的吸收利用率仅为 10%；进入孕中晚期的最大吸收率可达 40%。如果还是不能满足需求，可以根据医嘱服用铁剂。

补血的食物

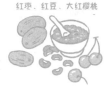
红枣、红豆、大红樱桃

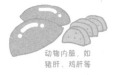
动物内脏，如猪肝、鸡肝等

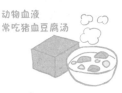
动物血液
常吃猪血豆腐汤

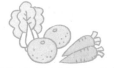
新鲜果蔬中含有丰富的维生素 C，能促进食物中铁的吸收

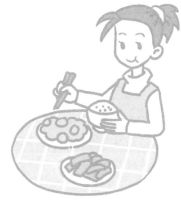

Tips

孕中期不仅是宝宝迅速发育的时期，也是孕妈妈体重迅速增加的时期，子宫、乳房明显增大，并开始储存蛋白质、脂肪、钙、铁等。怀孕期间孕妈妈体重 60% 甚至更多都是在孕中期增加的，这个时期的营养饮食需要增加对热量的供给。适当增加米饭、馒头等主食及鱼、肉、蛋、奶、豆制品、花生、核桃等副食是必要的，而且还要增加一定数量的粗粮，如小米、玉米、红薯等。

四道补铁菜

❶ 家常猪肝

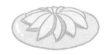

材料：猪肝、黄瓜各 150 克，辣椒、大蒜各少许。

调料：植物油、米酒、酱油、盐、白糖各适量。

做法：①猪肝洗净，切成小片；黄瓜洗净，略拍一下，切成段；辣椒和大蒜都切成小片。②锅内加少量油烧热，把黄瓜段入锅煸炒一下，捞出备用。③锅内另加油烧热，下辣椒片和大蒜片爆香，加入米酒、酱油，再把猪肝片入锅炒至变色，加盐、白糖调味，快熟时倒入黄瓜段，翻炒均匀即可。

❷ 炒腰花

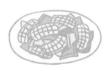

材料：鲜猪腰 250 克，水发木耳 30 克。

调料：植物油、青蒜段、酱油、料酒、葱姜丝、高汤、水淀粉、香油、盐、醋各适量。

做法：①猪腰一剖两半，片去腰臊，刻麦穗花刀，改为三角刀块。②碗中放葱姜丝、酱油、料酒、盐、醋、水淀粉、香油及高汤兑成芡汁。③腰花用开水焯去血水，捞出控水，锅放油烧至八成热，将腰花爆炒，捞出控油。锅留底油，倒入腰花，下入木耳、青蒜段翻炒，烹入芡汁速炒，待芡汁裹住腰花时淋香油即可。

❸ 葱油乳鸽

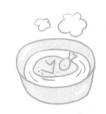

材料：乳鸽 2 只。

调料：葱末、料酒、啤酒各少许，酱油、盐、白糖、胡椒粉、姜、高汤各适量。

做法：①乳鸽洗净，控水，抹上酱油、料酒，入炒锅炸透后捞出。②乳鸽放盆内，加入所有调料，入蒸笼蒸熟，取出切成块，按原形摆入盘中。③炒锅内加油烧热，入葱末爆香，倒入适量蒸鸽的原汤，浇在盘中即可。

❹ 姜蒜炒羊肉丝

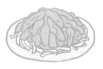

材料：净羊肉 250 克，嫩生姜、蒜苗各50 克，甜椒 2 个。

调料：黄酒、盐、酱油、甜面酱、水淀粉、植物油各少许。

做法：①羊肉洗净，切成粗丝。②羊肉丝放入碗内，加黄酒、盐拌匀。③嫩生姜、甜椒洗净，切成丝；蒜苗切成段；另用一个碗，取水淀粉、酱油各适量，调成芡汁。④炒锅置火上，加植物油烧热，依次放入羊肉丝、嫩姜丝、甜椒丝、蒜苗段煸炒几下，加入甜面酱，炒匀，兑入芡汁，翻炒几下即可。

四、全方位缓解孕期便秘

怀孕以后，由于肠蠕动减少，饮食习惯的改变和运动量的减少，孕妈妈常常会发生便秘。便秘，能使整个消化系统功能受阻。

预防便秘当从生活细节入手

孕妈妈一定要注意日常饮食，预防便秘的发生。

孕妈妈的便秘一般不主张使用泻药，只有在个别情况下，才可以在医生的指导下使用缓泻剂。因为很多通便药使用不当会引起子宫收缩，造成流产或早产。

预防便秘的四个主要方法如下：

◆ 注意改善饮食习惯，要多食用含有纤维素的蔬菜、水果和全谷物。

◆ 饮用大量的水，每天喝8～10杯水。

◆ 适当增加活动量，以医生允许的最大的运动量，有规律地锻炼，每天快走半小时。

◆ 维持定期排便习惯，排便时不要用力过猛。

缓解便秘的三套瑜伽动作

❶ 三角侧伸展

站立，吸气，双脚打开一腿长距离，双臂向两侧平展，右脚尖朝右（右脚旁放一块瑜伽砖），左脚尖稍微内转，保持髋部朝向正前方。

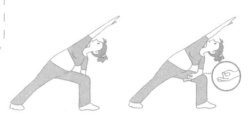

进入孕晚期后，可以不用瑜伽砖，而是将肘部直接垫放在大腿上做，这样可以减轻难度和避免对腹部的过度挤压。

❷ 站立猫伸展

站直，双脚打开比臀部略宽，两手轻轻撑住膝盖略上的位置。吸气，拉伸脊柱。

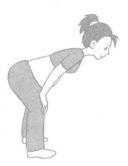

吸气，伸展脊椎。

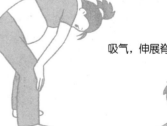

吸气，伸展脊椎，抬头抬臀，反复做7次以上。

110

缓解便秘这样吃

❶ 凉拌萝卜苗

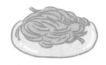

材料：萝卜苗 450 克，洋葱 200 克。

调料：葱末、姜末、蒜末、醋、生抽、盐各适量，香油、五香粉各少许。

做法：①萝卜苗剪去根部清洗干净，沥干水分；洋葱洗净，切成丝备用。②萝卜苗、洋葱丝、葱末、姜末、蒜末混合，加入盐、醋、香油、五香粉、生抽搅拌均匀即可。

❸ 凉拌蕨根粉

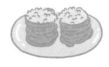

材料：蕨根粉 200 克。

调料：醋、姜末、蒜末、生抽、盐各适量，花椒粉、香油各少许。

做法：①蕨根粉放入锅中煮约 10 分钟。②煮熟的蕨根粉放入凉水中拔凉，沥干水分。③加入姜末、蒜末及其他调味料拌匀即可。

❷ 芝麻菠菜

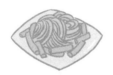

材料：菠菜 500 克。

调料：芝麻酱、醋、葱末、姜末、蒜末、香油、植物油、盐各适量。

做法：①菠菜洗净，锅中放入清水、盐、植物油烧开，再将洗净的菠菜入锅焯水。②焯好水的菠菜迅速放入凉水中拔几分钟，然后沥干水分。③分别将菠菜卷成团码入盘中。④用芝麻酱、葱末、姜末、蒜末、盐、香油、醋、凉白开水调制成芝麻酱糊，浇在菠菜上即可。

❹ 七彩玉带

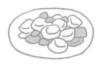

材料：鲜贝 8 颗，黄椒、红椒各 1 个。

调料：葱、蒜、米酒、盐、植物油、胡椒粉、白醋、水淀粉、香油各适量。

做法：①鲜贝先从中间剖开，入沸水氽过，捞出沥干；黄椒、红椒都洗净，切成小块；葱洗净，切成小段。②锅内加油烧至五成热时，放入鲜贝和黄、红椒块过油，然后捞出沥油。③锅内再加少量油烧热，放入葱、蒜爆香，再加入椒块、鲜贝及米酒、盐、胡椒粉、白醋翻炒均匀，以水淀粉勾芡，最后淋上香油即可。

❸ 仰卧扭转

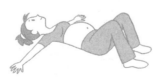

平躺在垫子上，弯曲双腿，双脚打开与臀同宽，脚掌贴地。吸气，双臂平展与肩成一条直线，掌心向下。

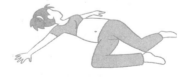

呼气，双腿倒向右侧，头转向左侧，尽量保持双肩贴地，腹部轻微扭转。

五、不能忽视的眩晕

孕期眩晕是孕妈妈常见的症状，轻者头晕目眩，身体失衡；重者眼前一黑，突然晕倒。尤其是在空气流通不好，人群拥挤、集聚的地方更容易发生。孕妈妈眩晕的原因归纳起来大致有四种可能。

低血糖

孕妈妈新陈代谢增加，胎宝宝需要的热量、维生素、蛋白质，都必须来自妈妈所摄取的食物，有的孕妈妈由于早孕反应进食时，出现头晕、心悸、乏力、手颤和出冷汗等低血糖症状。

对策

孕妈妈一日三餐的营养补充非常必要，可多吃些牛奶、鸡蛋、肉粥、蛋糕等高蛋白和高碳水化合物类食物，以保证营养供给，满足宝宝对养分的需求。必要时孕妈妈一天可吃 4～5 餐。此外，孕妈妈最好随身携带些饼干、糖块和水果等方便食品，一旦出现头晕、心悸、乏力、手颤和出冷汗等低血糖症状，立即进食。

仰卧位综合征

妊娠期子宫增大，使膈肌上升，压迫心脏，使心脏向左上方移位；增大的子宫又会压迫下腔静脉而使静脉回流受阻，回心血量减少，心搏出量也随之减少，故会导致脑部供血、供氧不足而出现头晕、眼花等症状，这就是仰卧位综合征。

对策

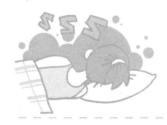

孕妈妈在日常生活中要特别注意坐卧的姿势。到了妊娠中期子宫增大后，最好采取侧卧位，左侧及右侧都可，最好不要仰卧。妊娠后期，增大的子宫逐渐占据大部分的腹部及盆腔，最好左侧卧位睡觉。孕妈妈坐时应尽量采取平坐位，如长时间平坐累了则可改为侧卧位，尤其是采取左侧卧位的方式。

贫血

孕妈妈贫血时也会出现头晕、眼花和无力等症状。

对策

孕妈妈宜适当多吃富含蛋白质、铁、铜、叶酸、维生素 B12、维生素 C 等"造血原料"的食物。诸如猪肝、蛋黄、瘦肉、牛奶、鱼虾、贝类、大豆、豆腐、红糖及新鲜蔬菜、水果，还有海带、黑木耳、花生等。平时煮菜应少用铝锅，多用传统的铁锅，以使铁离子溶解于菜肴中随菜食入；必要时可在医生指导下补充铁剂。

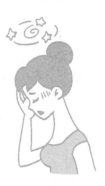

低血压

妊娠早、中期是胎盘形成和发育的时期，分流孕妈妈身体内的部分血液，导致孕妈妈的血压下降，影响大脑供血，出现头晕、眼花和眼前发黑等脑供血不足的症状。一般在孕2月左右出现，6～7个月时恢复正常。

——— 对策 ———

日常饮食

◆ 适当的高钠、高胆固醇饮食，有利于提高血胆固醇浓度，增加动脉紧张度，使血压上升。

◆ 每日应摄足12～15克食盐，含胆固醇多的肝、蛋、奶油、鱼卵、猪骨适量常吃。

日常行动

◆ 从躺位、蹲位和坐位变换为站立姿势时宜缓慢。

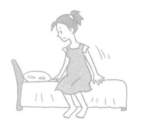

◆ 不要长时间站立最好能经常坐下休息，以避免下肢水肿。

◆ 洗澡时水温不能过高，温度尽量控制在38℃左右，15分钟为宜。

◆ 头晕发作时应立即坐下或侧卧休息。

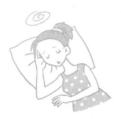

◆ 锻炼应和缓，减少过度流汗，避免运动过量以及流汗过多缺水。

◆ 不要穿过紧的衣裤和袜子。否则影响身体血液循环，甚至引起下肢静脉曲张，限制胎儿活动。

Tips：眩晕症状频繁，及时就医

除此上述之外，孕期发生眩晕的原因还有很多，如妊娠高血压综合征、植物神经功能紊乱、精神疲倦和心理因素等。孕妈妈要注意自身监护，如眩晕症状频繁，经上述措施处理后仍不见效，应立即前往医院请医生诊治，以免延误病情。

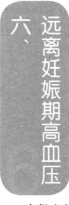

六、远离妊娠期高血压

妊娠期高血压疾病指的是妊娠期出现高血压，收缩压≥140mmHg和（或）舒张压≥90mmHg，产后12周恢复正常；尿蛋白（-）。它在产后才能确诊。

妊娠期高血压疾病发生原因

有很多种：

◆ 免疫学说。认为由母儿间免疫平衡失调引起，免疫排斥反应所致。

◆ 胎盘缺血说。认为由于胎盘浅着床，导致早期滋养细胞缺氧影响胎儿发育。

◆ 血管调节物质异常说。血浆内调节血管的调节因子失常，导致凝血与纤溶失调。

◆ 遗传学说。有家族病史的孕妇发生率明显高于无家族史的孕妇。

◆ 营养缺乏学说。认为钙缺乏可能与先兆子痫发病有关。

妊娠期高血压：生活管理为主

妊娠期出现高血压，没有尿蛋白，这种情况每次产检必须检查尿蛋白，平常以生活管理为主：

1 每天测量血压，密切关注体重。短期内体重增加过快、过多，都需要特别注意；出现水肿，也要注意。如果出现头晕头痛症状，或尿蛋白、或腹部发紧阴道流血，都需要赶紧去医院住院治疗。

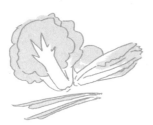

2

饮食清淡为主，多食高纤维蔬菜水果，豆制品、乳制品等蛋白类食物少吃。以每公斤1g蛋白为宜，即50kg体重的孕妇每天摄入50g蛋白。

重度子痫前期，必须入院治疗

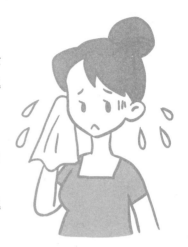

轻度子痫前期：孕 20 周后出现收缩压 ≥ 140mmHg 和（或）舒张压 ≥ 90mmHg 伴蛋白尿 ≥ 0.3g/24h，或随机尿蛋白（+）。

重度子痫前期：出现：收缩压 ≥ 160mmHg 和（或）舒张压 ≥ 110mmHg；蛋白尿 ≥ 5.0g/24h 或随机蛋白尿（+++）；持续性头痛或视觉障碍或其他脑神经症状；肝酶 ALT 或 AST 水平升高；少尿（尿量 <400/24h 或 <17/h）等情况的任一种即可确诊。

Tips

目前水肿已经不作为妊娠高血压疾病的诊断依据，但是孕期出现水肿，尤其是严重的水肿，要引起重视。

妊娠高血压的病理基础是全身小动脉痉挛，全身都会发病，子宫、胎盘血容量都会减少，孩子发育受限。它可以出现心脏的问题、肝的问题、肾的问题等。妊娠高血压目前仍是导致孕产妇死亡的三大原因之一，不容忽视。

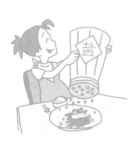

3

适当减少盐的摄入，一天 5～7g，一啤酒瓶盖的量。

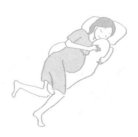

4

充足的睡眠，良好的心情，让病人充分放松。

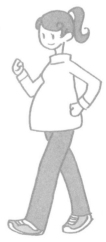

5

适当活动，避免体重增加过快。

七、
妊娠期糖尿病重在生活管理

妊娠糖尿病对母儿均有较大危害，必须引起重视：母亲容易发生流产、感染，或羊水过多等；胎儿则易出现畸形、发育受限、巨大儿等情况；新生儿容易发生呼吸窘迫综合征及低血糖。其对母儿的影响及影响程度，主要取决于糖尿病病情及血糖控制情况。

妊娠糖尿病

高危因素

◆ 年龄≥35岁；

◆ 超重、肥胖；

◆ OGTT（口服葡萄糖耐量试验）异常史；

◆ 多囊卵巢综合征；

◆ 有家族史；

◆ 巨大儿分娩史；

◆ 不明原因的死胎、死产、流产史；

◆ 胎儿畸形和羊水过多史；

◆ 反复霉菌性阴道炎；

◆ 羊水过多。

测血糖时注意：酒精消毒，自然流出的血，量足，胰岛素应用期间检测至少四次血糖，必需有加餐。

胰岛素测定值的解读方法：空腹为正常值或低值，餐后1小时达高峰应为正常值的数倍，餐后2小时下降，3小时略高于空腹。

口服葡萄糖耐量试验

通常情况，医院会在孕妈妈建档时查空腹血糖。如果空腹血糖≥7.0mmol/L（126mg/dl），即需排除是否为糖尿病合并妊娠。一般会在孕24～28周及以后，对尚未被诊断为糖尿病的孕妈妈进行75g OGTT，即口服葡萄糖耐量试验。它是一种妊娠糖尿病筛查试验，简称糖筛，通过血液检测，来筛查孕妈妈是否有患妊娠期糖尿病的危险。

前三天正常体力活动，正常饮食，每日进食碳水化合物>150g，前日晚禁食8～14小时，早九点前查空腹血糖后，空腹服75g无水葡萄糖+300ml水，服糖后静坐查1小时、2小时血糖。用葡萄糖氧化酶法测血浆葡萄糖值。

空腹及服糖1、2小时正常值分别为：5.1mmol/L、10 mmol/L、8.5 mmol/L

目标管理值：空腹5.3mmol/L。

生活管理最重要

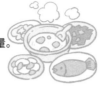

◆ 少量多餐，做到定时定量。

◆ 适当运动，如果无产科禁忌证，建议每天餐后30分钟后适当运动。

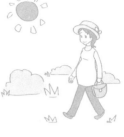

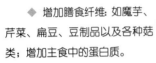

◆ 粗细粮搭配，品种多样，适当吃点醋。

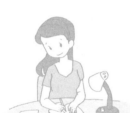

◆ 增加膳食纤维：如魔芋、芹菜、扁豆、豆制品以及各种菇类；增加主食中的蛋白质。

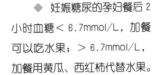

◆ 监测餐后血糖、体重和胎儿增长情况。

◆ 进餐顺序：汤—菜—蛋白类—主食。所摄入食物全部要计算热量。

◆ 妊娠糖尿的孕妇餐后2小时血糖＜6.7mmol/L，加餐可以吃水果；＞6.7mmol/L，加餐用黄瓜、西红柿代替水果。

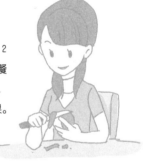

低升糖指数食物（GI 55 或以下）

不同食物有不同的升糖指数，通常把葡萄糖的血糖生成指数定为100。升糖指数＞70为高升糖指数食物，进入胃肠后消化快，吸收率高，转化为葡萄糖的速度快，血糖迅速升高；升糖指数＜55为低升糖指数食物，在胃肠中停留时间长，吸收率低，转化为葡萄糖的速度慢，血糖升高慢，人体有足够时间调动胰岛素的释放和合成，使血糖不致于飙升，可以多选用。

五谷类：藜麦、全蛋面、荞麦面、粉丝、黑米、黑米粥、通心粉、藕粉；

蔬菜：魔芋、粟米、大白菜、黄瓜、芹菜、茄子、青椒、海带、鸡蛋、金针菇、香菇、菠菜、蕃茄、豆芽、芦笋、花椰菜、洋葱、生菜；

豆类：黄豆、眉豆、鸡心豆、豆腐、豆角、绿豆、扁豆、四季豆；

水果：苹果、水梨、橙、桃、提子、沙田柚、雪梨、柚子、草莓、樱桃、金橘、葡萄；

奶类：牛奶、低脂奶、脱脂奶、低脂乳酪、红茶；

糖及糖醇类：果糖、乳糖、木糖醇、麦芽糖醇、山梨醇。

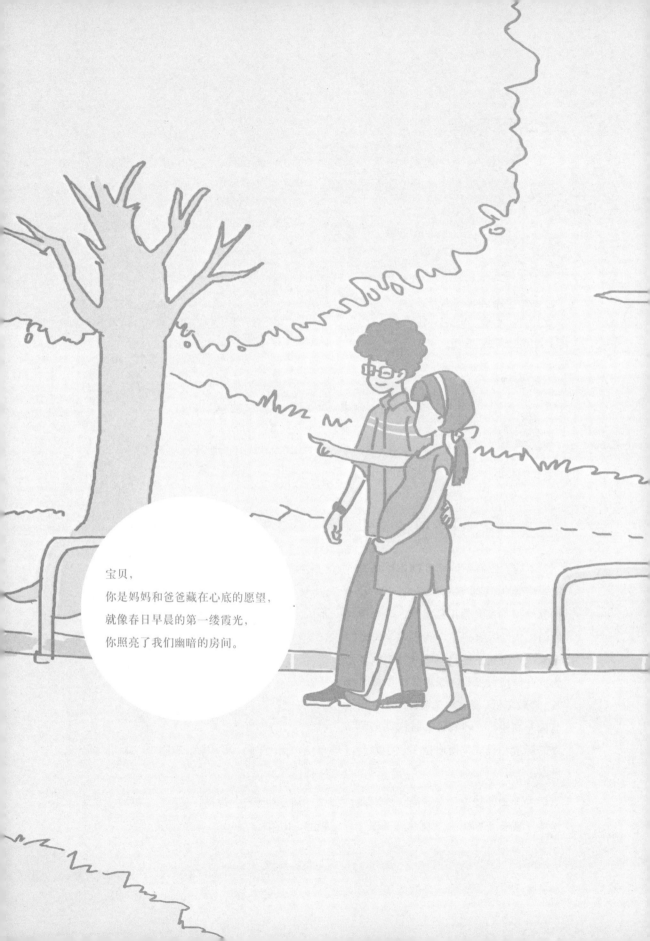

宝贝，
你是妈妈和爸爸藏在心底的愿望，
就像春日早晨的第一缕霞光，
你照亮了我们幽暗的房间。

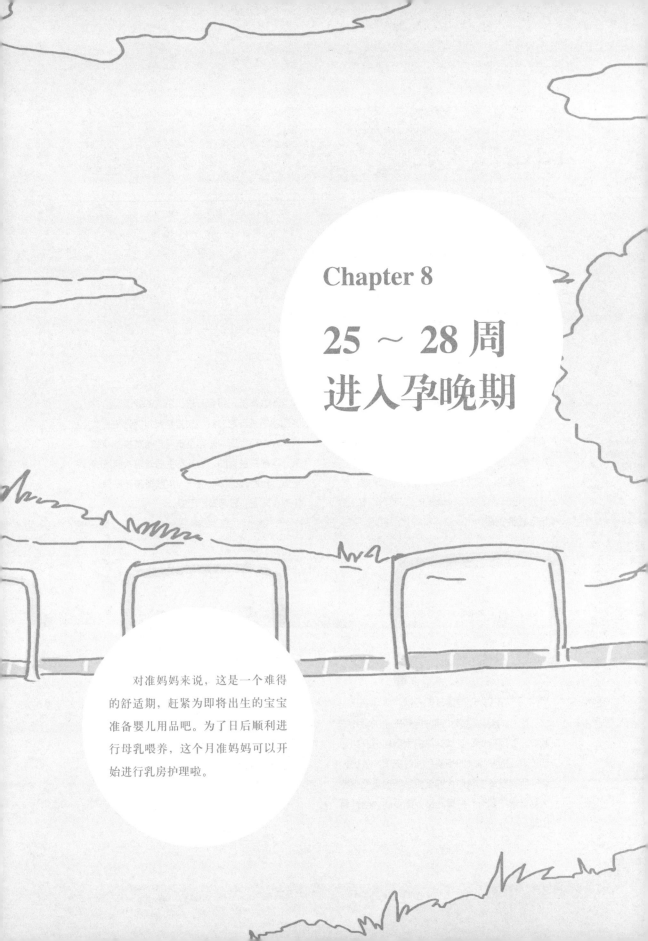

Chapter 8

25 ~ 28 周
进入孕晚期

对准妈妈来说，这是一个难得的舒适期，赶紧为即将出生的宝宝准备婴儿用品吧。为了日后顺利进行母乳喂养，这个月准妈妈可以开始进行乳房护理啦。

一、
发育中的胎儿和孕妈妈的感觉

第 25 周

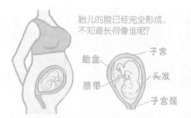

胎儿的脸已经完全形成，不知道长得像谁呢？

胎盘　子宫
头发
脐带
子宫颈

　　最细小的血管——毛细血管开始生长。因为肉眼可以看见毛细血管里的血，所以当血液流进这些血管时，胎儿的皮肤就会呈现红色或粉红色。胎儿的唇和口很敏感，如果他的手恰好浮到嘴边，他就会吸吮拇指或其他手指。胎儿的手指甲和脚指甲慢慢长长，从甲床开始直到覆盖整个指甲。

第 26 周

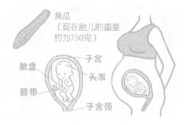

黄瓜
（现在胎儿的重量约为750克）

胎盘　子宫
头发
脐带
子宫颈

　　胎儿鼻孔已经张开进行肌肉的呼吸运动，肺部的气囊开始发育，大脑脑波对视觉和听觉系统开始有反应。感官系统与大脑发生各种联系。这些联系有助于胎儿出生后对输入信号的理解。但胎儿仍然很瘦——皮肤覆盖在没有脂肪的身体上，显得皱巴巴的。

第 27 周

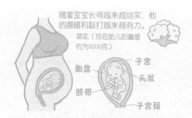

随着宝宝长得越来越结实，他的踢腿和敲打越来越有力。
菜花（现在胎儿的重量约为1000克）

胎盘　子宫
头发
脐带
子宫颈

　　胎儿的脑波图像和那些足月出生的婴儿的相像。处理视觉和听觉信息的大脑部分开始活动。胎儿的前脑（即额头后面的脑部）会长大包容所有发育的其他大脑组织，同时仍然保持大脑半球的划分。结果是某些重要的大脑发育出现。

第 28 周

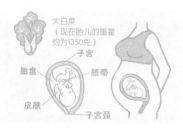

大白菜
（现在胎儿的重量约为1350克）

子宫
胎盘　脐带
皮肤
子宫颈

　　胎儿肌肉的紧张度渐渐提高。他的手现在可以有力地抓握。胎儿的眼睑还没有连接在一起，是张开的，但眼睛已经完全长成。

孕妈妈感受到孕晚期特有的不适

无痛性宫缩：又称为 BH。移动身体或改变体位，都会感觉腹部发紧，但持续几秒钟就结束。这是生理性的，无须担心。如果频发并伴有腹部下坠感，甚至阴道流血，就要去医院。

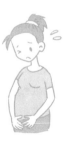

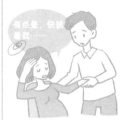

昏厥。特别热的水、姿势的突然改变、长时间站立、疲劳或者兴奋、空气不流通的房间和拥挤的人群都可能造成昏厥。

骨盆疼痛。妊娠后期耻骨联合平均增宽 0.3 ~ 0.4 厘米，骶尾关节可后移 2 厘米，以利于分娩时胎儿通过骨产道。如果韧带过度松弛，耻骨联合分离，骶骨不能固定左、右髂骨，骨盆缺乏稳定性，行走、坐立、上下楼梯、翻身时，骨盆的各骨就会出现移动，牵拉耻骨间的纤维软骨、韧带，引起耻骨和骶髂关节疼痛。

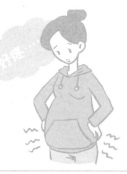

气喘。由于孕期血容量增加，子宫增大使膈肌上抬，容易出现胸闷、气短。如果症状加重，可能心功能出现问题。患有心脏病或不明原因出现胸闷心慌气短的女性，孕前要评价心功能。

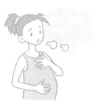

水肿。现在你手脚的水肿会更厉害。而且手脚不时有刺痛感，其成因尚未知晓，但变换姿势可以缓解疼痛。你的指甲也会长得不错。由于血液循环和新陈代谢的改善，怀孕的指甲通常又长、又柔韧、又健康。

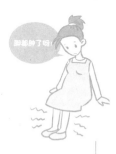

小便失禁渗漏。怀孕期间肾脏导向膀胱的管道更易于膨胀、绞缠打结和缩水。容量已经较少，膀胱也不能有效地排空，导致泌尿系统感染。

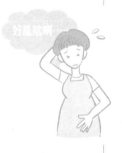

当你笑、咳嗽或用力提起东西时，你骨盆底肌肉也许不能防止小便失禁渗漏。多喝水（水和富含维生素 C 的果汁，不要喝含有咖啡因的饮料），排尿时排空膀胱，减少压力，养成良好的卫生习惯（每天洗澡，彻底清洗阴道），预防泌尿系统感染。

Tips：

孕晚期每天增加热量 500kcal。适宜热量为：标准体重 × 热卡系数 + 孕晚期孕妇酌情增加 500kcal；另外，蛋白质、脂肪、维生素、矿物质摄入量与非孕期相比略有增加。

胆汁酸高会导致胆汁淤积

怀孕晚期，胆汁酸高容易导致一种叫妊娠期胆汁淤积的病症，容易发生在长江以南的地区。最大的风险就是，容易导致胎儿慢性缺氧状态，日久天长，胎儿就会发育迟缓，甚至胎死宫内。这种病对孕妈妈自身的影响是会出现全身瘙痒和黄疸及肝酶升高。如果孕妈妈已经出现肚子、手心、脚心痒，医生可能在更早的孕周就安排这项检查。

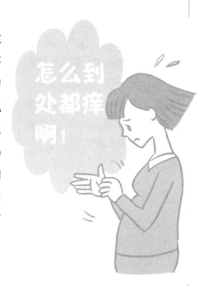

怎么到处都痒啊！

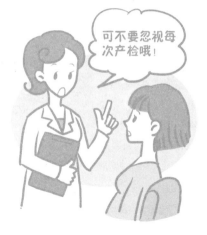

可不要忽视每次产检哦！

及时检查、治疗

对于已经确诊为胆汁淤积的孕妈妈，应严密监测胎动，按时做胎心监护，定期复查肝功。如果发现胎动减少要立刻就诊。

孕36～37周时，如果明确胎肺成熟，可以考虑立刻终止妊娠。

预防更重要

总胆汁酸浓度大幅度升高，关键还是要注意饮食。

油炸食品禁用，火烤油腻食物不要食用。多食清淡食品，保持大便通畅，让胆汁液顺利随粪便排出，就可使血浆中总胆汁酸浓度降至正常。

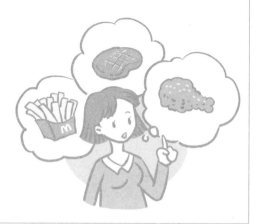

监测胎动保障宝宝平安

尽管怀孕后定期到医院进行产前检查，但是这些观察母体和胎儿的产前检查是间断的、暂时的，观察到的胎儿情况只能反映检查当时的情况，不能做到动态连续的观察。有时，一些胎儿急性缺氧，或出现变化较大的异常，就不能由定期的产前检查及时发现，以致丧失抢救机会。

胎动对缺氧的反应要比胎心敏感，从胎动消失到胎心消失一般有数小时到2天的时间，因此，监测胎动对保障胎儿的安全更有意义。

有时候不容易感觉到胎动

胎儿也有固定的休息及睡眠时间，所以有时候不容易感觉到胎动，但胎儿静止不动的时间最长不应超过1小时。若胎儿超过1小时没有活动，可以马上吃点儿东西，喝点果汁，或拍一拍、推一推肚子。正常情况下，胎儿会马上恢复胎动。此外，巨大或规律的声响、强光刺激等，均可使胎动增加。准妈妈健康状况有时也会影响胎动的次数，如发烧生病、体温持续升高，胎儿活动量也会减少，胎动次数也相应减少。

胎动有规律

我们前面也介绍过，通常一天中上午8～12时胎动均匀；午后2～3时胎动最少；晚上6点以后就开始逐渐增多，晚上8～11时最为频繁。

整个孕期，16～18周时开始感觉到胎动，因为胎儿小，所以活动空间大，是宝宝胎动最激烈的一段时间；28～32周时胎动达高峰，孕妈妈可感觉到宝宝脚踢、翻滚等大动作，甚至还可以看到肚皮上突出小手小脚。胎动位置靠近胃部并向两侧扩大。至38周后胎动逐渐减少。因为宝宝几乎撑满整个子宫，活动空间少，施展不开；而且胎头下降，胎动也会减少一些。胎动位置遍布整个腹部。

	AM：8～12	PM：2～3	PM：8～11
一天中	胎动均匀	胎动最少	胎动频繁
	16～18周	28～32周	38周后
全孕期	胎动最激烈	胎动达高峰	胎动逐渐减少

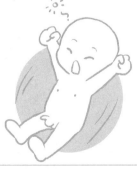

胎动的家庭自我监测方法

孕妈妈自我监测胎动应从孕 28 周开始，具体方法如下。

◆ 每天早、中、晚固定一个最方便的时间，各数一次胎动，每次进行 2 个小时。

12 小时胎动数 =（早＋中＋晚）×2 ≥ 30
OK!

12 小时胎动数 =（早＋中＋晚）×2 < 20
警惕，可能异常！

12 小时胎动数 =（早＋中＋晚）×2 < 10
胎儿宫内缺氧！！

◆ 无法每日在固定时间内测 3 次胎动，孕妈妈可以在每晚 6 ~ 10 点之间测胎动 2 小时。

每 2 小时胎动数 ≥ 6
OK!

每 2 小时胎动数 < 6
每 2 小时胎动数 < 平时一半
胎动突然频繁

继续再数 2 小时，没有好转
↓
胎儿宫内缺氧！！

孕妈妈可以准备一些纽扣，在安静的状态下，取卧位或坐位，注意力集中，双手置于腹部。感觉一次胎动，就放一颗纽扣在盒子中，如连续动一阵亦算一次。2 小时完毕后，盒子中的纽扣数即为 2 小时胎动数。

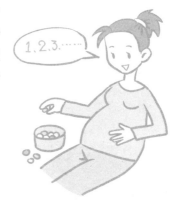

1、2、3……

胎心音也可以家庭自我监护

妊娠 4 个月后，使用听胎心的听诊器在孕妇子宫的适当位置可直接听到胎儿心音。妊娠后期，俯耳于孕妇腹部胎背处便可清楚地听到胎心音。

孕妈妈可以在家里对胎心进行自我监护：

孕妈妈排尿后仰卧床上，两腿伸直，让家人用木听筒或听诊器在腹壁仔细听。怀孕 24 周后且胎位正常时，听胎心音的正确位置是孕妈妈脐下正中部，或脐部的左右两旁。胎心呈双心音，第一音和第二音很接近，有节律规则，近似"滴答"声。

正常的胎心音强劲有力，每分钟 110 ~ 160 次；在怀孕中期每分钟为 160 次以上。每日可听一次或数次。每次听 1 ~ 2 分钟。胎动后胎心会加快；仰卧位时胎心可能减慢；一旦发生胎心过快或过慢，孕妈妈应当左卧位休息后再次监测胎心。如果还是没有改善，请去医院就诊。

四、
呵护乳房，为母乳喂养做准备

怀孕后，乳房腺泡和乳腺导管大量增生，结缔组织充血。到了孕中期，有的孕妈妈乳头还会分泌少量黄色黏液，乳晕皮脂腺也增加了分泌。

孕期用温开水清洗乳房

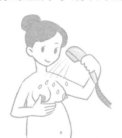

乳房上有皮脂腺及大汗腺，乳房皮肤表面的油脂就是乳晕下的皮脂腺分泌的。女性在怀孕期间，皮脂腺的分泌增加，乳晕上的汗腺也随之肥大，乳头变得柔软，而汗腺与皮脂腺分泌物的增加也使皮肤表面酸化，导致角质层被软化。如果用香皂类的清洁物品，从乳头上及乳晕上洗去这些分泌物，对女性的乳房保健是不利的。因此，要想充分保持乳房局部的卫生，最好还是选择温开水清洗。

有的人乳头会有角化细胞以及一些泌乳粘附，形成硬痂。用手直接揭掉硬痂会造成乳房皮肤的破损。最好先有油剂浸软，再用干纱布擦掉。

按摩乳房

孕妈妈的乳房护理可在每天入睡前、起床后及洗浴时进行。每天做乳房护理，可预防乳头破裂而导致发炎，并可矫正乳头凹陷。

❶ 用温开水清洗、擦洗乳房，特别是乳晕和乳头皮肤皱褶处。可以保持乳房卫生，使皮肤结实耐摩，日后经得起宝宝吸吮。

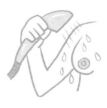

❷ 热敷，用热毛巾对清洁好的乳房进行热敷。

❸ 按摩：保证乳腺管畅通，促进乳腺发育。

a 按摩乳晕：双手涂满油脂，手与胸成直角，用拇指食指及中指捏住乳晕，三指靠拢，一边施力压迫乳晕，一边移动位置，做 360° 的压迫。

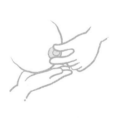

b 乳头的按摩：在乳头上涂油脂，手与胸部平行，用拇指和食指捏住乳头，一边用指腹施压一边扭转乳头，做 360° 的按摩。

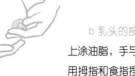

c 开口的按摩：在乳头上涂油脂，一手扶住乳头，另一只手用食指沿顺时针方向抚摸乳头的开口部。

在乳房上涂油脂，双手直立，手掌放在乳房的两侧。

双手同时内向，用相等力道压迫。

掌心向上，重叠在一起。

用手掌托起乳房，往上提起。

矫正凹陷或扁平的乳头

正常。女性乳头突出于乳晕的表面

乳头扁平。即女性乳头不突出于乳晕的表面，与乳晕齐平。

乳头内陷。即女性乳头不突出于乳晕的表面，甚至凹陷沉没于皮面，局部如同火山口状。

如果孕妈妈乳头扁平或内陷，宝宝根本无法吸住乳头，致使母乳喂养无法进行。因此，在孕期内必须及早对扁平乳头或内陷乳头进行矫正。有乳头凹陷现象的孕妈妈，每天应该用10分钟的时间提拿自己的乳头，使其呈挺立的状态，可以大大减少哺乳时不必要的麻烦。

方法如下：

❶ 用手轻柔地将乳头向外捏出来。凹陷的乳头往往容易积存污垢，先涂上油脂软化污垢，然后用温和的清洁乳液清洗干净。

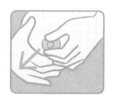

❷ 孕妈妈洗净双手后，用手指轻轻将乳头向外牵拉，同时捻转乳头。等到乳头皮肤坚韧后，乳头就不容易内陷了。

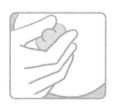

❸ 用手指从深部向外牵拉乳头。一只手托起乳房，使乳房耸起，另一只手的食指、中指和拇指拉住乳晕部，从深部向外牵拉乳头，并在纵横方向上轻轻牵引，每次几分钟即可。

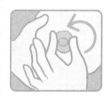

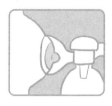

❹ 也可以用吸奶器吸出乳头。把橡皮玻璃吸奶器的玻璃罩去掉，捏紧橡皮球挤去球内空气。然后，用开口处吸住乳晕，利用负压作用吸引内陷的乳头。几分钟后把橡皮球取下，牵拉、捻转乳头，坚持一定时间乳头逐渐会突出来。

乳房护理特别提示

睡眠时，注意采取适宜睡姿，最好取侧卧位。俯卧位容易使乳房受到挤压，使血液循环不通畅，不能保证促使乳腺发育的激素运送，从而影响乳腺发育。

乳房出现异常时，如异样疼痛和外形改变，应该及时看医生。切不可自己无把握地乱治，导致乳腺发育受到很大影响。

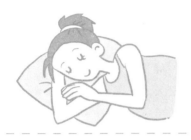

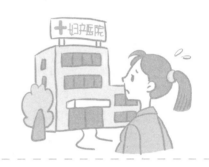

孕妈妈注意不要留长指甲，以防做乳头按摩时损伤皮肤，引起不必要的感染。

乳房较小的孕妈妈，孕期切不可使用丰乳霜；乳房较大的孕妈妈，也绝不可以使用减肥霜。这两种用品中都含有一定的性激素，随意使用会影响乳腺的正常发育。

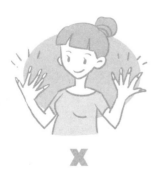

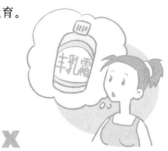

Tips：乳房瘙痒需不需要特殊的处理

怀孕后由于雌性激素作用于乳腺，孕妈妈有时可能会出现乳房瘙痒的症状，最好不要搔挠。分娩后，随着体内雌性激素水平的降低，这种症状会慢慢消失，孕妈妈不用采取特殊的处理。不过，我们建议孕妈妈在孕期内一定要在营养均衡的条件下保持清淡饮食，不要吃刺激性很强的食物。

新生宝宝的用品可以从吃、穿、用、行几方面准备，具体而言必须包括以下几方面的物品。

婴儿衣服

婴儿衣服舒服、耐用、易于清洁是选择时要考虑的主要因素。装饰有蝴蝶结、带子、珠子、链子的衣物不要选，可能会缠住宝宝手指，危害宝宝的安全。因为宝宝生长速度非常快，大一点儿的尺寸穿着时间会更长。鞋子暂时不用买，因为只有在宝宝更大时，甚至开始学走路才会需要。

领口大，穿脱方便
纯棉面料，透气性好
侧边系带，穿脱方便
底部开口可以直接更换尿布

一般需要为宝宝准备和尚领或开肩套头宝宝服 3 ~ 5 套，户外连袜衣 2 ~ 3 件，毛衣 1 ~ 2 件，棉衣 2 件，小棉袜子 2 ~ 3 双，软帽 1 顶，开襟外套 2 套，小软鞋 1 ~ 2 双，小斗篷 1 件，小围嘴 3 ~ 5 条。当然也要视季节而定，如果是夏天出生就不必要棉衣了。

不需要买太多，一方面，有时亲朋好友也会送一些；另一方面，宝宝长得快，衣服很快就会不合适了，买得多，以后只能闲置。

婴儿尿布

宝宝刚出生时，一天拉屎撒尿不下 10 次，需要大量一次性的换洗物品。宝宝出生前，孕妈妈就应该考虑准备给宝宝使用什么尿布，可以是一次性纸尿布，也可以是纸尿裤，还可以是布质尿布。当然，也可以几种穿插着用。

自己用纯棉织品制作的尿布，柔软、透气性好，非常便宜环保。但需要经常清洗消毒，使用起来比购买现成的一次性纸尿布、纸尿裤麻烦。如果家里有足够的人手清理尿布，选用布尿布显然更合适。

婴儿床

　　小宝宝单独睡利大于弊。首先，小宝宝不用呼吸大人的二氧化碳，其次大人睡觉时不用担心压着宝宝，而且还有利于从小培养孩子的独立性。但新生儿不可能离开妈妈独睡，买一个能放在父母床旁的小婴儿床是不错的选择。小婴儿床至少能睡到 3 岁，3 岁以后再给宝宝买一张儿童床。安全始终应当放在第一位来考虑，婴儿床必须符合严格的安全标准。

婴儿床内长最大不要超过 150cm。

调位卡锁（活动护栏）：两边的床缘通常有两个高低调整位置，它必须有防范儿童的固定卡锁机能（即儿童无法自己把床缘降下）。有些婴儿床设计了单边调低控制，减少意外松开的机会。

护栏的高度一般以高出床垫 50 厘米为宜。太低，等到孩子能抓住栅栏站立时，有爬过栅栏掉下来的危险。太高，父母抱起或放下婴儿会不便。也可以选择栅栏能整体上下滑动的婴儿床或者床板可以调节的婴儿床。

床缘栅栏：尽量选择圆柱形的栅栏，两个栅栏之间的距离不可超过 6cm（这个是新标准的数字），以防止宝宝把头从中间伸出来。

小床可以晃动，有摇篮的作用，一定要注意它各部位的连接是否紧密可靠。

被盖以轻、暖、易于洗涤为最理想，以能盖住新生儿后四周有 30cm 的压边为宜，准备 2～3 条薄厚不等的被盖，随时调换使用。床上用品必须可以水洗，至少面料可以拆洗。不可以水洗部分须经常暴晒。

滚轮有些婴儿床安装了小轮子，可以自由地推来推去。必须注意它是否安有制动装置，有制动装置的小床才安全，同时制动装置要比较牢固，不至于一碰就松。

栏杆、油漆等材料无毒性，不会有重金属（如铅、钾、镉、铬、汞等）成分。长牙的宝宝喜欢用嘴巴啃东西。

婴儿车

选购婴儿车，安全第一。国家标准中对婴儿推车的安全带要求为：其上围高于坐垫180mm，肩带、叉带、跨带的最小宽度分别为15mm、20mm、50mm。

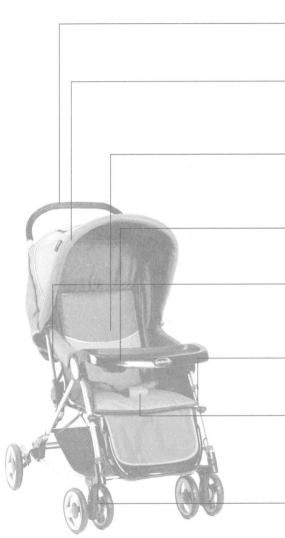

推车的推杆、扶手上应喷涂防腐保护层，以免重金属元素对宝宝的健康产生不良影响。

遮阳伞是由锁紧装置控制的，要牢固，安在婴儿伸手够不着的地方，防止婴儿触动锁紧装置伤手。

婴儿推车座兜和扶手之间的深度要在180mm以上，座兜过浅，孩子在车中翻身或扭动时重心偏移，容易造成翻车事故。

座兜前面绑带宽度要在50mm以上，过窄易将婴儿勒伤。

车架光滑，无锋利锐边、尖角、突出物和容易脱落的小部件。查看车架上铆钉接处是否完整，有无弯曲、歪斜、开裂现象。

多折叠几次，看车架关节处是否活动灵活，有无阻碍开闭现象。

选择涤棉或全棉制品。国家标准规定童车面料需经阻燃剂处理，所以摸起来会发硬。安全阻燃面料通常只有几种单色，选购时可用白布稍作摩擦，有染色则不宜选用。

将车放置在地面，轻压车架，测试弹性，以检查避震装置效果。锁紧刹车装置，检查在被动情况下，车轮是否还能移动。

一般来说，婴儿车分成这样两类：

A 型：

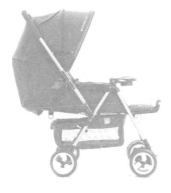

宝宝可平躺在车中，即使宝宝睡着了也不必担心。由于车轮较大，地面凹凸不平带来的颠簸较少。宝宝坐着会感到很安全。

B 型：

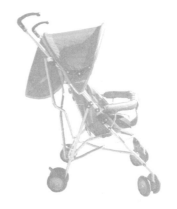

小巧轻便，手柄操控简单，转弯方便。可在通道狭窄的商店采购或者拥挤的场所来回穿梭。收起来之后在车里也不占地方。

◆ 坐卧两用多功能婴儿车

现在有一种坐卧两用多功能婴儿车，在宝宝1岁以前非常实用。

车厢可以按不同角度调节靠背，既可以给宝宝当床、当摇篮，也可以把靠背扶起，让会坐的宝宝靠坐玩耍。

带有较大车篷和遮阳纱罩。

有还可以把卧垫掀起，下面有一个小三角座垫，宝宝学走路时当学步车用。

备有杂物筐，外出时可以盛放物品。

缺点是体积大，太重，搬上搬下太吃力；价格贵，在数百元到上千元不等。

◆ 便携式折叠婴儿手推车

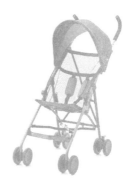

适合于1岁以后的宝宝外出游玩。价格较便宜，常见的在一两百元。

这类车中有一款用铝合金管制成的伞柄式婴儿手推车，打开后是一个帆布座椅，下面有四个车轱辘，两个前轮可万向调节，自由改变方向，有的还带有一个小巧的遮阳篷，折叠起来后就像一把大伞，非常轻便。

婴儿安全座椅

在私家车上必须为宝宝配上一个婴儿座椅。国外权威机构研究结果表明，汽车使用儿童专用的安全装置可将儿童受伤害的概率降低 70% 左右。

挑选儿童安全座椅要根据孩子的身材和体重，选择适合自己孩子身高、体重的儿童安全座椅以及相关儿童乘车安全装备。

❶ 婴儿型摇篮式儿童安全座椅（出生到 13 公斤，出生到 18 个月）

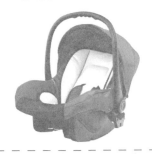

不满 1 岁的儿童应该躺坐在后向式安全座椅内。座椅的倾斜度应在 30°～45° 之间，以防止孩子的头部朝前方下垂。座椅也不能过度后仰，否则一旦发生撞车事故，很可能使孩子从座椅中滑出。

❷ 婴、幼儿型
（9～18公斤，大约 9 个月到 4 周岁）

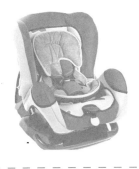

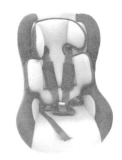

❸ 婴幼儿、儿童型
（9～36公斤，大约 9 个月到 12 周岁）

❹ 儿童型（15～36公斤，大约 4～12 周岁）

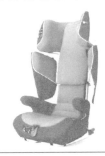

同时要考虑的是所选的儿童安全座椅是否能装上自己的汽车，另外安装方便也是很重要的。不方便安装的最好不要购买。

哺乳用具

即使是母乳喂养，也要准备一套奶瓶、奶嘴，而如果是人工喂养的话，则至少需要 3 套。

其他的婴儿用餐器具还要包括奶锅、水杯、小勺、榨汁器、暖瓶。需要提醒的是，给婴儿使用的任何餐具，都不能是铝制餐具。

圆孔小号适合于尚不能控制奶量的新生儿；圆孔中号适合于 2～3 个月、用 s 号吸奶费时太长的宝宝。孔并不是越大越好，奶嘴洞太大，婴儿容易呛着、呕吐。

橡胶奶嘴富有弹性，质感近似妈妈的乳头；硅胶奶嘴没有橡胶的异味，更容易被宝宝接纳。

一般不满一个月的宝宝的哺乳量 1 次约100～120ml，所以未满一个月的宝宝至少需要 120ml 容量的奶瓶。

塑料奶瓶质轻、不易碎；玻璃奶瓶能经受反复高温消毒和微波炉的加热。选择透明度高的奶瓶，能看到奶的容量和状态，瓶身不要有太多图案。奶瓶硬度要高，太软的材质遇高温变形。

婴儿浴盆、浴床

无毒无味的塑料盆或自然的木盆比较好。不要选择金属盆，一是过凉、过沉；二是薄薄的金属边有磕到宝宝的可能。

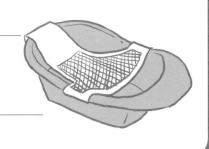

为了防止宝宝滑脱或牵拉宝宝时太用力，可以给宝宝同时配一张小浴床。

六、认识拉梅兹呼吸法

初识拉梅兹呼吸法

拉梅兹呼吸法是用一位法国产科医生名字命名的呼吸方法，当阵痛来临，拉梅兹呼吸法让孕妈妈们把注意力集中在对自己的呼吸控制上来转移疼痛；将原本疼痛时立即出现的"肌肉紧张"，经过多次呼吸练习转化为"肌肉放松"，从而使疼痛减少，是一种精神性的非药物性无痛分娩。拉梅兹呼吸法分为 5 个阶段，根据产程的进展，可采用 5 种不同的呼吸方法。

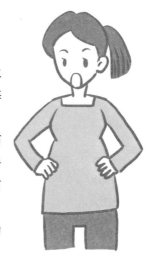

哪些孕妈妈不可以练习？

怀孕的第 7 个月后，打算自然分娩的准妈妈，一旦经医生检查后出现下面的一种或多种情况，就不可以练习拉梅兹呼吸法。

◆ 医生认为不宜进行运动的孕妇。

◆ 有高危妊娠状态，如妊娠合并症、并发症、自然流产史、习惯性流产史、有早产征兆、胆淤症等孕妇。

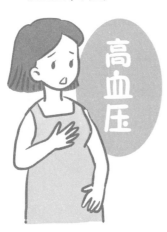

◆ 有心脏、肝、肾疾病，甲亢、糖尿病、头痛、腹痛、出血或窦性心动过速、心律不齐等内科合并症的孕妇。

◆ 有扭伤、摔伤等外科合并症的孕妇。

拉梅兹呼吸法需要多练习

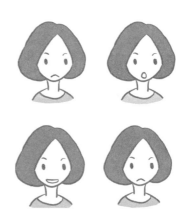

要想在分娩时更好地运用拉梅兹呼吸法，除了及时参加医院提供的孕妈妈课堂的学习外，回家后仍需认真练习，这样才能在分娩时熟练应用。否则的话，一旦上了产床，会因方法运用不够熟练而使效果不尽如人意。36 周后，孕妈妈就可以根据自身情况开始练习了。

提前练习分娩呼吸法

❶ 宫口开 1 ~ 2cm。阵痛间隔时间为 6 ~ 7 分钟，每次持续时间为 20 秒左右。

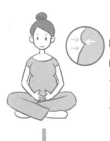

盘腿坐好，用鼻孔深吸一口气，将其吸到胸部，用嘴巴吐气，呼吸速度平稳，吸入量与呼出量保持相等。随着阵痛开始："吸 2、3、4，呼 2、3、4……"反复进行，直到阵痛结束。

❷ 宫口开 4 ~ 5cm。阵痛间隔时间为 4 ~ 5 分钟，每次持续时间为 30 秒左右。

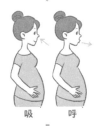

吸　　呼

眼睛注意着某一点，身体完全放松，由鼻子吸气口吐气，吸入与吐出量相等。随子宫收缩增强而加速呼吸，随子宫收缩减慢而减缓呼吸，直至阵痛停止正常呼吸。

❸ 宫口开到 7 ~ 10cm。阵痛的间隔时间为 3 ~ 4 分钟，每次持续的时间为 40 秒左右。

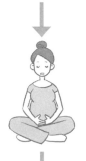

张开嘴吸吐，连续做 4 ~ 6 次快速短促吸气，再大力吐气，就像发出"嘻嘻嘻嘻"的声音一样；子宫收缩开始"嘻嘻嘻嘻吐……"开始练习时持续 45 秒，之后慢慢加长直到一次达到 90 秒。

❹ 宫缩间隔 30 ~ 90 秒，每 60 ~ 90 秒一次，即将临盆时。

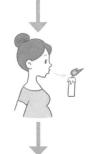

先深呼吸一口气，接着短而有力地哈气；可以浅吐 4 次，接着一次突出所有的气，就像吹蜡烛一样。练习时每次需达 90 秒。

❺ 第二产程，即将开到宝宝头部，助产士要求孕妈妈用力。

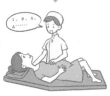

仰卧，脚向盆骨横向打开，吸气，憋住向下腹部用力；一边换气一边想象把宝宝顶出来。

胎宝宝的正常发育和健康成长是每一对父母的热切期盼，准妈妈每天在饮食、情绪、运动等方面的精心调理，悉心安排，都是对孩子爱的表现。

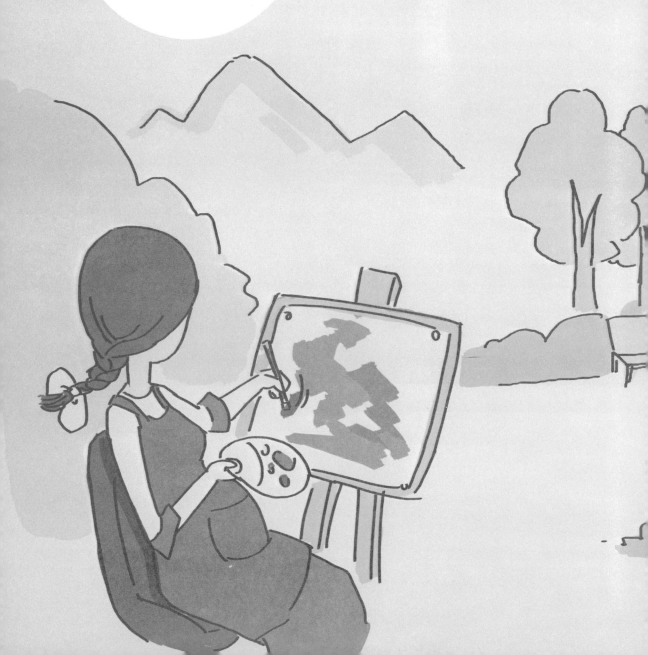

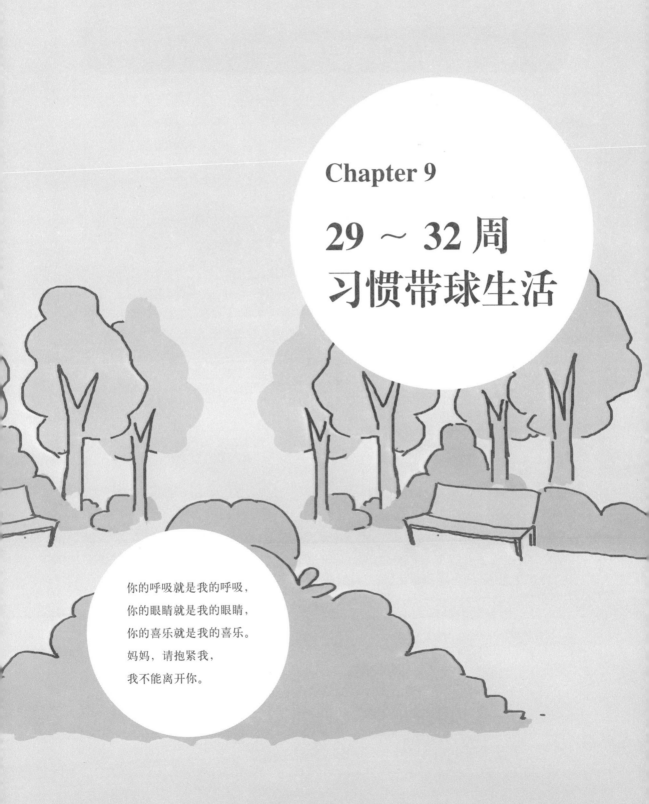

Chapter 9

29 ～ 32 周
习惯带球生活

你的呼吸就是我的呼吸，
你的眼睛就是我的眼睛，
你的喜乐就是我的喜乐。
妈妈，请抱紧我，
我不能离开你。

第 29 周

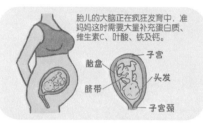

胎儿的大脑正在疯狂发育中，准妈妈这时需要大量补充蛋白质、维生素C、叶酸、铁及钙。

子宫
胎盘
脐带
头发
子宫颈

因为体内皮下脂肪的积聚，胎儿的皮肤开始变得更光滑，触觉已发育完全。眼睑上出现睫毛，眼睛对各种不同程度的光和黑暗敏感，但还不能辨别物体；眼珠可以在眼眶里转动，他在练习看。他的大脑现在能有节奏的刺激呼吸并控制体温。如果宝宝现在出世，他的大脑会刺激呼吸，身体能调节自己的体温。

第 30 周

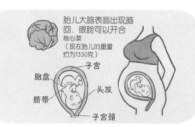

胎儿大脑表面出现脑回，眼睑可以开合

卷心菜
（现在胎儿的重量约为1350克）

子宫
胎盘
脐带
头发
子宫颈

胎儿的大脑由于生长迅速表面开始出现折皱。这些折皱叫做脑回。有脑回的大脑含有更多的脑细胞，潜能更大。胎儿的眼睑还没有连接在一起，但可以开合。大多数时间，宝宝张开眼睛，进行"看"的练习。除了背部和肩膀的斑点，大多数覆盖在胎儿身上的胎毛（柔软的毛发）消褪了。他还可能有了一头好头发。

第 31 周

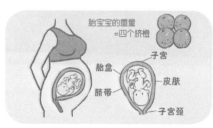

胎宝宝的重量＝四个脐橙

子宫
胎盘
脐带
皮肤
子宫颈

胎儿的大脑现在开始复杂化。如果他现在出生，他就已能够看、听、记忆和学习。如果是男孩，他的睾丸会完全下降到阴囊，睾丸是在体腔内形成的，与形成女婴卵巢组织相同。当女性的卵巢形成，体腔对于男性睾丸和他们在成熟中的精子生产系统而言就太温暖了。

第 32 周

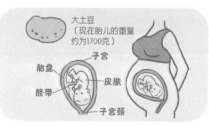

大土豆
（现在胎儿的重量约为1700克）

子宫
胎盘
脐带
皮肤
子宫颈

胎儿眼睛有颜色的部分（或者说虹膜）开始对光线的亮度有所反应。在模糊的光线环境中睁开眼睛，在明亮的光线下闭上眼睛，这种自觉的动作称为瞳孔反射。胎儿头发开始长长。根据遗传，胎儿出生时可能是满头秀发，也可能是几缕发丝贴着头皮。

孕妈妈感觉入睡困难

入睡难

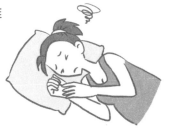

　　根据胎儿的大小和在子宫里的姿势，胎位可能会高一点（压迫你的肺）或低一点（压迫你的骨盆）；胎儿躺的姿势会使你看起来宽一些或小巧一些。你看起来可能会比你怀孕时间相同的妇女胖一点或瘦一点。但无论你看来如何，你仍会因为背部不适、胎动、感觉过热、头疼、腿部抽筋，或许找不到一个舒适的姿势而难以入睡。

可能分泌初乳

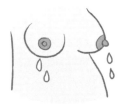

　　初乳是在真正产奶前分泌的稀薄、黄色的液体。

肋骨区刺痛

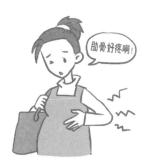

肋骨好疼啊！

　　如果宝宝在子宫内的位置较高，你的乳房正下方肋骨区会出现疼痛和一触即发的刺痛（疼痛也是由于宝宝频繁地踢脚）。躺一躺，避免前倾，可以缓解。

呼吸短促

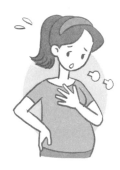

　　因为宝宝越来越大，越来越逼近你的肺，使你要花更多的力气进行呼吸。这并不表示你或胎儿缺氧。

Tips：

　　跌倒了要与医生联系。但宝宝会被世界上最有效的减震系统之一——肌肉发达的子宫里的羊水保护。

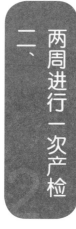

二、两周进行一次产检

触摸胎位

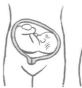

触摸胎位是对胎儿位置的检查，也是孕晚期一项非常重要的产检内容。对于产科医生来说，这也是很容易的。因为胎儿头部浑圆而且比较硬；屁股虽然圆但比较软，形状也不是很规则；背部平滑，而且听胎心的一侧通常就是胎背所在的一侧。

主要是对胎儿位置的检查，检查一般包括三项内容。

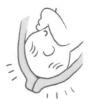

胎先露：指胎儿最先进入骨盆入口的部分。

胎位：反映胎儿先露部的指示点与母体骨盆的关系也称为胎方位。根据指示点与母体骨盆左、右、前、后、横的关系，有不同的胎位。胎产式以直产式多见，横产式少见。胎先露以头先露多见，臀先露少见。这是因为胎儿头重脚轻，子宫腔上宽下窄的缘故。胎位以枕左前多见。

横产式　　　直产式

胎产式：反映胎儿身体长轴与母体长轴的关系，两轴平行者称为直产式，两轴垂直者称为横产式。

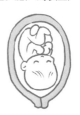

绝大部分胎儿取头位。一般32周固定，之前胎位一直处于变化当中。各种胎位中，枕前位是正常胎位，其他都属异常胎位。

胎位取决于很多因素：比如横位，可能母亲腹壁比较松或者子宫有畸形。还有前置胎盘，因为胎盘占据了下面的位置，胎儿没办法就只能取臀位或横位。其他还有羊水的情况等等。

我国初产妇胎儿臀位的，基本都做剖宫产，尤其是预估胎儿重量超过3500g的。

阴道检查

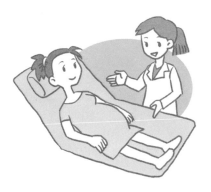

阴道检查也叫内诊，主要是对宫颈、阴道、外阴进行检查，从外而内，先是看外阴，然后检查阴道和宫颈。

孕妈妈可能会担心，阴道检查会不会造成感染或流产。放心好了，正常的妊娠绝不会因为阴道检查而流产。何况阴道本身是通向外界的器官，正常情况下也有细菌存在。医生检查时，使用的是经过消毒的器械，同时检查方式也是科学合理的，在这种正常的情况下是不会有不良作用的。

阴道检查一般放在怀孕初期和末期进行。孕初期检查的目的在于确定宫内妊娠，并通过检查子宫的大小、卵巢等有无异常，来准确地推断出预产期。孕晚期检查的目的在于通过检查阴道有无湿疣、血管扩张、阴道畸形等异常，以判定是否适宜采取阴道分娩方式。至于临产前的阴道检查则是检查子宫口是否张开，以备宝宝顺利娩出。

骨盆测量

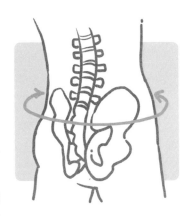

骨盆足够大，能够容纳胎儿，是顺利进行阴道分娩的首要条件。骨盆测量分为内测量和外测量两种。外测量法大多数医院已经淘汰，只有极少数医院继续使用；内测量法需要由有经验的医生操作，目前大型医院多采用此法预测指导分娩方式。在国外有些国家采用放射线、超声等方法来测量骨盆，但国内目前尚未开展。建议在孕34周和37周进行骨盆测量。

Tips

怀孕期间丈夫的陪伴和关心体贴对女性非常重要，有利于孕期女性保持稳定、快乐的情绪，进而促进胎儿的健康成长。丈夫参与产检，一方面会对胎儿的存在和成长有直接感受，对妻子的负担更能体会，对妻子和孩子也会更加疼惜，从而可以起到增进夫妻感情、巩固家庭的作用。另一方面，丈夫陪同产检可以更好地了解妻子的心理需求，及时对她的情绪波动进行开导，有助于减少孕期抑郁症的发生。同时丈夫还能帮妻子记下产检时间、医生的建议和要求，监督并帮助妻子执行。

胎位是胎儿在子宫里的姿势和位置正常与否不仅对孕妇能否顺其自然地采用阴道分娩的方式有直接影响，还会关系到是否能顺利分娩。因此，如果能在产前及时发现异常胎位并给予纠正，就可减少孕妈妈许多不必要的痛苦，变难产为顺产，保证生产的顺利。

正常胎位和异常胎位

◆ 正常胎位为枕前位

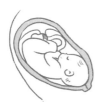

胎儿的纵轴与母体的长轴一致，胎头在下方骨盆入口的部位，胎头屈曲，以胎头的枕部为胎体的最低部位。双手交叉屈曲于胸前，双腿交叉弯曲于胸腹前方，胎儿以屈曲的姿势可以以最小的径线通过骨盆，而使阴道分娩能够顺利进行。

◆ 胎位异常之臀位

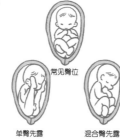

常见臀位

单臀先露　　混合臀先露

最常出现的异常胎位为臀位。子宫腔内活动空间对胎儿过大或过小都容易发生臀位胎位。产前检查及B超检查大多数都能及时发现并得到处理，不必过于紧张。

◆ 胎位异常之额位

胎头以最大径线枕颏径通过产道，通常是一种暂时性或过渡性的胎位，因胎头可俯屈而变为枕先露，或进一步仰伸而为面先露。持续以额为先露，一般均需剖宫产。

◆ 胎位异常之颏面位

多于临产后发现，胎头极度仰伸，使胎儿枕部与胎背接触。经产妇多见。

◆ 胎位异常之横位

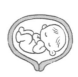

胎儿横卧于子宫内，是一种较为危险的胎位。大部分横位只是暂时的，到了妊娠晚期会变成纵式。如果临产仍是胎儿横位，必须采取剖宫产。

◆ 胎位异常之复合式

额先露　　足先露　　足先露

常发生于早产者，发生率为0.08%～0.1%。

◆ 胎位异常之枕后位

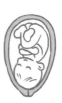

胎儿入盆时，脑后部朝向母亲的脊椎骨。临产早期为枕后位的胎头，大部分可自然旋转至枕前位分娩。

胎位异常的影响

对于母体来说，胎位异常会导致产程延长，软产道损伤，常需手术助产，增加生产中的大出血及感染机会；同时由于产程延长导致软组织有可能因压迫过久而出现缺血水肿，发生生殖道瘘。对胎儿来说由于产程延长及手术助产，胎儿受损伤的机会也会随之增多，容易发生胎儿窘迫。

纠正胎位的方法

纠正胎位的方法较多，但有些要由医务人员来做。在这里，我们仅介绍几种孕妈妈及其家人可以做的方法。

◆ 胸膝位纠正法

孕妈妈于饭前或进食后 2 小时，或于早晨起床及晚上睡前做。

事前应先排空膀胱，解开裤带，双膝稍分开（与肩同宽）跪在床上，大腿要与床面垂直，小腿与大腿成直角；胸肩贴在床上，尽量与床贴紧，头歪向一侧；双手前臂伸直或双手放在头的两侧；尽量抬高臀部，形成臀部高头部低的位置。两者高低差别越大越好。

每天做 2 次，开始时每次 3 ～ 5 分钟，以后增至每次 15 ～ 20 分钟。连做 1 周后请医生复查。

此法可以帮助使胎臀退出盆腔，借助胎儿重心的改变增加胎儿转为头位的机会。孕妈妈运用这种方法时不要过于勉强，以自己的身体感觉为准，如有不适要立即停止。

◆ 艾灸纠正法

在医生的指导下，孕妇还可使用艾灸疗法纠正臀位。

用陈艾叶同时灸双侧至阴穴（即双侧脚小趾外侧缘），每日 1 ～ 2 次，每次 10 ～ 15 分钟，5 次为一个疗程。灸术是中国的传统医术，在民间广为流传。艾叶气味芳香，易燃而火力温和，是最理想的施灸材料。

灸时胎动活跃，孕妈妈最好按医嘱进行，艾灸疗法如果配合膝胸位纠正法则疗效更佳。1 周后复查胎位的纠正情况。

◆ 饮水纠正法

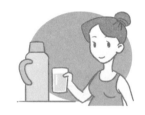

孕妈妈连续 3 天饮加白糖的凉开水，每杯 200 毫升，每小时饮一次（每天总量为 2000 毫升）。此法纠正胎位异常的成功率可达 70%。此法亦可治疗羊水过少。

应该注意的是，虽然上述方法对异常胎位转正有一定的帮助，但无论采用哪种方法纠正胎位异常，都必须以羊水量正常为先决条件。因此，在纠正胎位之前，需要先借助 B 超监测羊水量是否正常。

孕妈妈不必因胎位不正而紧张

胎位不正是常有的事，孕妈妈不必为此而成天焦虑、愁闷，因为情绪不好不利于转变胎位。如果胎位异常不能转正，孕妈妈也不必紧张，现代医学已经比较先进发达，只要孕妈妈按医生要求在预产期前 1～2 周住院待产，由医生根据孕妈妈的具体情况决定分娩方式，是可以保障宝宝和孕妈妈安全的。

孕晚期高质量的睡眠对孕妈妈休息放松疲惫的身心非常重要。但孕晚期身体变化反而让很多孕妈妈容易出现睡眠困扰。

影响孕晚期睡眠有三大因素

身体疼痛、不适

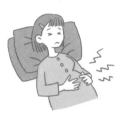

孕妈妈会出现腿抽筋、后背痛等身体不适，消化系统也因为胃食管反流而感觉胃灼热。膈肌的压力由于子宫的不断增长而增大，导致呼吸困难。心脏的工作量加大，心脏需要泵出更多的血液，保证子宫供血需要，所以心率加快。这些都使孕妈妈出现睡眠困扰。

尿频

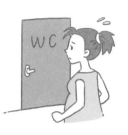

孕妈妈的肾脏负担增加，需要比孕前多过滤30%～50%的血液，所以尿液也就多了起来。孕晚期随着胎儿的生长，孕妈妈的子宫日渐变大，对膀胱的压力也日益增大，导致小便次数增多。另外还有一些宝宝夜间活动频繁，使孕妈妈睡眠受到影响。

精神压力大、多梦

有些孕妈妈因为对临产的恐惧和焦虑而不能入睡，有些孕妈妈则会担心宝宝的健康而不能入睡，即使能够入睡也因为多梦，甚至有时是噩梦而不能睡好。

孕妈妈一天睡多久

睡眠时间的多少因人而异，孕妇因为身体各方面的变化，睡眠时间最好比平时多1～2小时，最低不能少于8小时。孕妇最好每天睡个午觉，午睡有利于恢复上午的疲劳，保证下午精力充沛。但午睡不宜超过2小时，午睡太久，会影响晚上的睡眠。

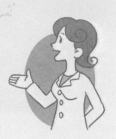

放松心情安然入睡

上床后避免想一些事，当然抑制不住时也不要着急，只要不把它们连起来完整化，往深、往细、往复杂去想即可。孕妈妈可以学习一些放松心情的办法，比如冥想或参加瑜伽学习班。如果辗转反侧实在不能入睡，索性起床看看书、听听音乐，经过这么一折腾，也许会感觉疲劳而容易入睡了。

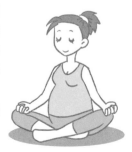

五招让孕妈妈舒适安眠

1 合适的床睡得更安稳

一张宽大的床可以让孕妈妈尽情舒展四肢，又可避免掉到地上，是非常必要的入睡条件。一定硬度的加强型床垫更适合孕妈妈。因为怀孕后胎儿逐渐长大，腹内压力也随之增大，增大的压力作用于腰肌上，使腰肌更加紧张，并得不到稳妥的支撑，久而久之腰肌会发生疼痛和劳损。床单、被子、枕头，还有靠垫、抱枕之类床上用品，要常常换洗保持清洁。一套纯棉、宽松舒适的睡衣也有利安眠。

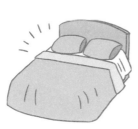

2 舒适安静的环境

准备一间远离客厅、厨房，并避免在嘈杂的大街那一边的卧室。卧室不一定大，但要整洁有序，窗帘遮光性要好。

新鲜的空气有助于睡眠，所以在睡前最好开窗通风 30 ~ 60 分钟，让室内保持新鲜的空气。当然上床前别忘了关窗，以免受凉。

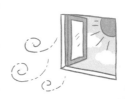

5 巧用枕头助安眠

临睡前，用枕头垫高双脚 10 ~ 15 分钟，有助血液流回心脏。同时配合运动，将脚掌向后屈向膝盖，5 秒后放松，缓解下肢水肿和小腿抽筋。

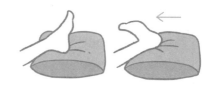

在腹部一侧放入一个枕头，帮助减去下坠的重量，不会整晚有酥软的感觉。

在大腿中间夹一个软枕头，使腰部能够松弛，有助于缓解背痛。

市场上有不少孕妇用的枕头，向医生咨询，选购最合适的类型。

4 舒服的睡姿很重要

从孕中期开始，孕妈妈就不要仰卧睡眠了，要改成膝盖弯曲的侧卧位，这样宝宝的重量就不会压到负责将血液自腿和脚向心脏汇流的大静脉上，减少心脏负担。也可左右侧交替，以缓解背部压力。

孕晚期更应该选择左侧卧位。肝脏在腹部的右侧，左侧卧位能使子宫远离肝脏。仰卧睡眠时宝宝的重量会压到孕妈妈的大静脉，阻碍血液从腿和脚流向心脏。

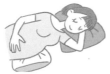

五、孕晚期的行与动

5

怀孕后期包括临近预产期的孕妈妈，在注意安全的前提下，适量从事家务劳动和进行轻缓运动，对顺利分娩很有利。

孕晚期行动要慢

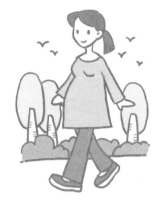

轻缓的行动或者有选择地适当练习一些伸展动作，能有效缓解腰背酸痛，增强肌肉张力。拉伸髋、腿，还能为顺产积蓄良好的体力，为顺产做好准备。

所有行动应配合身体状况缓慢进行，千万不能过度疲劳，更要杜绝过于频繁的大运动量，以免引发早产。

家务劳动四项注意

◆ 洗菜做饭时，手不要直接放到冷水里，最好套上胶皮手套。因为身体突然遇冷受刺激容易宫缩引发早产。

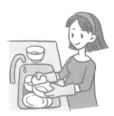

◆ 不可登高、伸够或搬运笨重物品。买菜购物，使用推车。

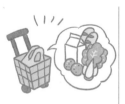

◆ 家务劳动要量力而行，行动应缓慢，并且不可压迫腹部。不要高处晾衣，打扫可用吸尘器并拉长手柄。

◆ 大风、雨雪或者闷热等极端天气不宜外出购物；路途太远，嘈杂拥挤的地方也不要去；必要时可以使用快递业务。

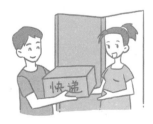

简单小运动

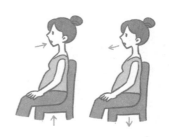

1. 看书或看电视时, 盘膝而坐。

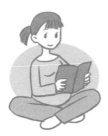

2. 提肛运动。坐在靠背椅子上, 轻吸气, 以中断排尿那样的方法用力收缩肛门、会阴部肌肉, 并尽可能维持一段时间, 然后呼气放松。每次做 10 ~ 15 次。这个动作可增强肛门、会阴部肌肉的弹性, 利于分娩。

3. 伸展运动。站立, 扶墙缓慢、力所能及地向下蹲; 然后扶墙缓慢站起。

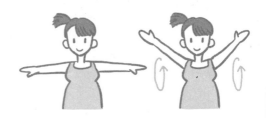

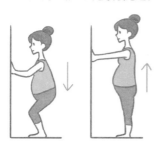

4. 四肢运动。站立, 双手向两侧平伸, 与肩平; 两只手臂前后摇晃画圈, 大小幅度交替进行。

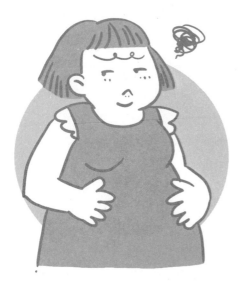

七类孕妈妈不适合运动

有如下症状的孕妈妈是否做运动一定要遵医嘱:

· 持续的宫缩, 每小时多于 6 ~ 8 次的;

· 有习惯性流产史或有早产史的;

· 胎动不好的;

· 呼吸系统有疾病或有心血管病, 如高血压、贫血;

· 双胎、三胎或多胎妊娠;

· 胎儿大小与月份不符、前置胎盘、宫颈功能不全;

· 过度肥胖的。

六、预防早产

怀孕在 28～37 周发生的分娩称为早产。早产儿又称未成熟儿，各器官发育不成熟，体外生活能力较弱，调节体温、抵抗感染的能力很差，其生存能力也低。

早产的三个征兆

❶ 出现规律宫缩。20 分钟 ≥ 4 次，或 60 分钟 ≥ 8 次，并伴有腹痛和宫颈管缩短，宫口扩张。

❷ 阴道流血。阴道流血或点滴出血，或者阴道分泌物增多带血色，即使仅仅是粉红色或淡淡的血迹，也要尽快去医院检查。

❸ 破水。温水样的液体从阴道流出，就是早期破水，要以头低脚高姿势平躺着去医院，以防胎头没有入盆，导致挤压脐带，造成胎儿缺氧。

早产的三大原因

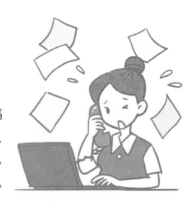

❶ 自发性早产。高危因素包括早产史、妊娠间隔短于 18 个月或大于 5 年、早孕期有先兆流产、宫内感染、细菌性阴道炎、牙周炎、不良生活习惯（每天吸烟 ≥ 10 支，酗酒）、孕期高强度劳动、子宫过度膨胀以及胎盘因素。

❷ 未足月胎膜早破早产。高危因素包括未足月胎膜早破、体重指数（BMI）$<19.8 kg/m^2$、营养不良、吸烟、宫颈功能不全、子宫畸形、宫内感染、细菌性阴道炎、子宫过度膨胀、辅助生殖技术受孕等。

❸ 治疗性早产，即由于母体或胎儿的健康原因不允许继续妊娠，在未足 37 周时采取引产或剖宫产终止妊娠的。常见指征有：子痫前期、胎儿窘迫、胎儿生长受限、羊水过少或过多、胎盘早剥、妊娠并发症、血型不合溶血以及胎儿先天缺陷等。

五步预防早产

1 孕期保健

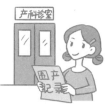

孕妈妈从妊娠早期开始，定期做好产前检查，以便尽早发现问题，防止早产。

2 养成良好的生活方式

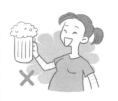

不吸烟、不喝酒、不吸服可卡因，预防宝宝低体重和早产发生。怀孕后期应多卧床休息，并采取左侧卧位，以改善子宫、胎盘的血循环，减少宫腔内向宫口的压力。节制性生活，妊娠7个月后应减少或避免性生活。

3 积极预防和治疗各种感染

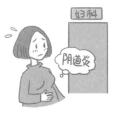

积极预防和治疗妊娠中毒及各种异常妊娠。加强会阴部卫生保健，积极防治细菌性阴道炎，以防止胎膜炎和子宫内感染，避免诱发早产。

4 保证孕期营养

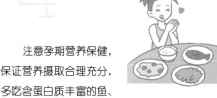

注意孕期营养保健，保证营养摄取合理充分，多吃含蛋白质丰富的鱼、肉、蛋及豆类食品，多吃些新鲜蔬菜及水果。

5 心境保持平和，消除紧张情绪

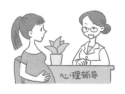

凡有紧张、焦虑或抑郁的孕妈妈要积极通过自我调节或心理辅导、咨询及必要药物调节等，加强心理保健，使不良心理状态得以改善，恢复健康、平静心态。

Tips：引发早产的五大危险动作

腹部长时间紧张有早产的风险，孕妇应避免让腹部紧张的行为：

长时间持续站立或下蹲，这样的姿势会使腹压升高、子宫受压，引起早产；

便秘或严重腹泻，排便会刺激子宫使其收缩加快，可引起早产；

夫妻生活，正常的夫妻生活与早产无关，但只要有早产征兆，就要禁止；

过度用力的体力活动，手提超过10千克的重物。

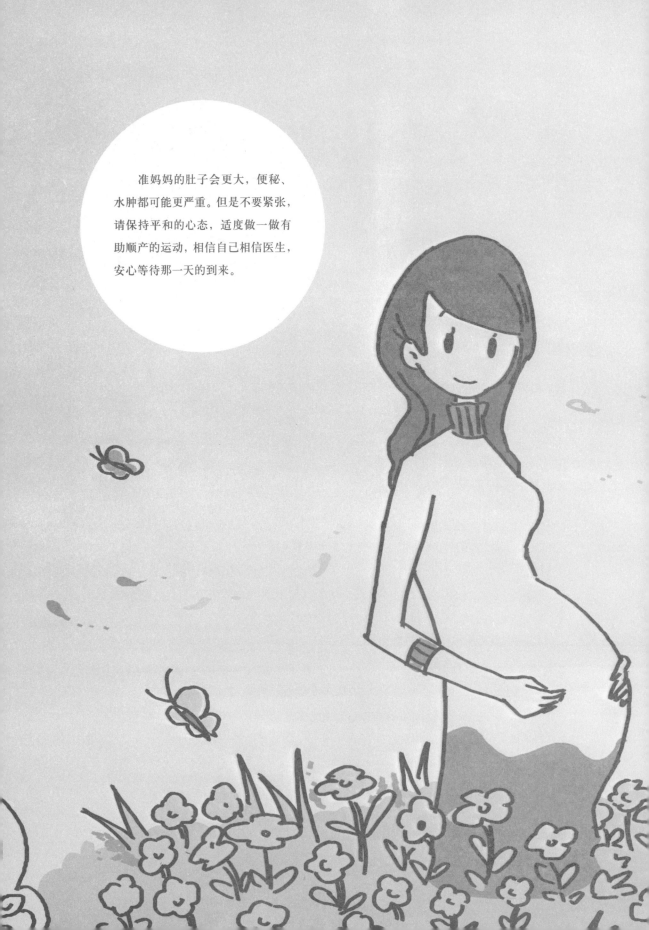

准妈妈的肚子会更大，便秘、水肿都可能更严重。但是不要紧张，请保持平和的心态，适度做一做有助顺产的运动，相信自己相信医生，安心等待那一天的到来。

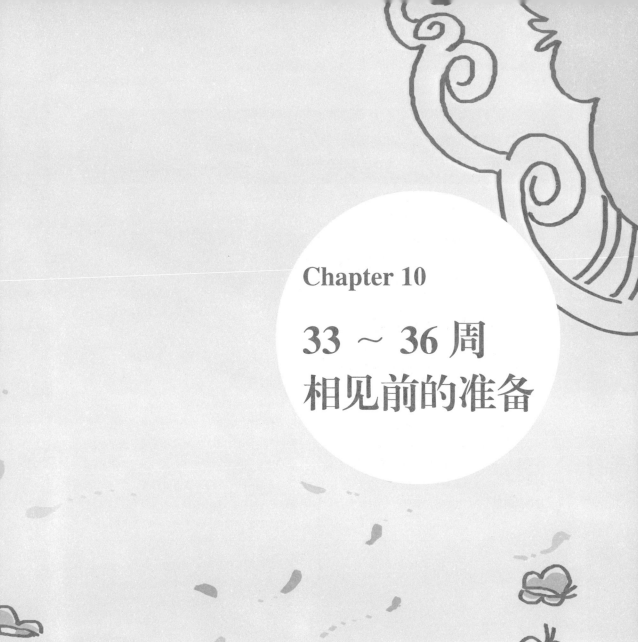

Chapter 10

33 ～ 36 周
相见前的准备

宝贝，
我们不要你的一生，
只求余生与你同行。
如此，人生之径
芳草鲜美，落英缤纷。

一、
发育中的胎儿和孕妈妈的感觉

第 33 周

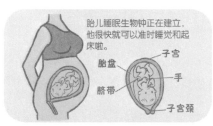

胎儿睡眠生物钟正在建立，他很快就可以准时睡觉和起床啦。

子宫
胎盘
脐带
手
子宫颈

　　随着胎儿皮下脂肪的累积，皮肤的颜色从暗红变成透明、半透明的粉红色。在孕期的后一半，胎儿对蛋白质和脂肪的需要量最大。出生前最后的 6 ~ 8 周，胎儿体重会增加一倍。由于大脑迅速生长，胎儿头部的周长或长度在这周的最后一天增加约 9.5 毫米。

第 34 周

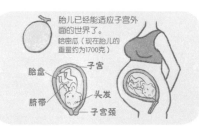

胎儿已经能适应子宫外面的世界了。
哈密瓜（现在胎儿的重量约为1700克）

子宫
胎盘
脐带
头发
子宫颈

　　胎儿的手指甲长到指尖顶端。虽然指甲很小，但仍能划伤胎儿（胎儿经常划伤自己，因为肌肉控制能力差）。胎儿的脐带一出生就被一种特殊的胶状物质封闭，这种胶状物质把向下植入其中的脉管压缩得像止血带，所以脐带被剪断时通常没有血；脐带表面没有疼痛神经末梢，剪断脐带不会使宝宝或你感到疼痛。

第 35 周

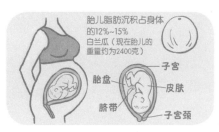

胎儿脂肪沉积占身体的12%~15%
白兰瓜（现在胎儿的重量约为2400克）

子宫
胎盘
皮肤
脐带
子宫颈

　　胎儿几乎总是以头朝下的姿势躺在母亲的盆骨里。因为头部是身体最重的部分，而且胎儿在子宫底部比在顶部更能适应。宝宝将通过子宫颈离开子宫。由于更多的脂肪沉积，胎儿手和脚开始变地又圆又胖，脂肪沉积从妊娠中期的 2% 增加到此时的 12% ~ 15%。

第 36 周

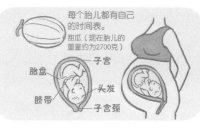

每个胎儿都有自己的时间表。
甜瓜（现在胎儿的重量约为2700克）

子宫
胎盘
头发
脐带
子宫颈

　　随着脂肪的储存，胎儿牙床出现牙脊，粗看之下，好像牙齿要冒出来了。四肢的手肘和膝盖处开始凹进去，手腕和颈部四周形成褶皱。直到分娩，胎儿身体的脂肪比例将稳定在 15% 左右。这层保护性的脂肪垫在胎儿出生后可替他保暖。

孕妈妈假性宫缩越来越频繁

假性宫缩越来越频繁

分娩前数周，子宫肌肉较敏感，将会出现不规则的子宫收缩，持续时间短，力量弱，或只限于子宫下部。经数小时后又停止，不能使子宫颈口张开，并非临产。

对策

改变活动或姿势。有时走路能减轻不适，有时休息能缓解假性宫缩。

洗个热水澡，放松身体。

喝几杯水，因为假性宫缩有时可能是由脱水引起的。

做缓慢的深呼吸。虽然这样做并不能使假性宫缩停止，但能帮助应对不舒适的感觉。

静脉曲张增多

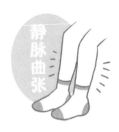

由于体重和血量的增加，越来越多的压力作用于腿部血管，使腿部更疲乏，腿部和腹部血管的静脉曲张增多。而双腿本身就会导致麻木和持续疼痛。应尽可能地抬高双腿。

水肿

这几周你折脚、脚踝、手和脸的水肿会更严重。大约40%的孕妇在妊娠最后12周会出现轻微的足踝水肿。任何带有疼痛的水肿或在24小时内没有消退的水肿都应告知医生。

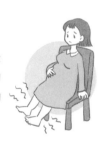

可能胎头"下降"

此时大腿间的距离会减少，呼吸突然舒畅许多，胃的容量增大，子宫压力增大，排尿频繁——甚至有些不连贯（排尿控制困难）。

尿频

排尿频繁，甚至有些不连贯，排尿控制困难。

乳房

增加了许多小瘤或块状物，如果是头胎，乳房的变化更明显。

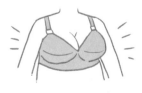

皮肤发痒

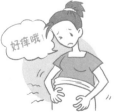

腹部皮肤扩张意味着皮肤发痒。可以通过涂抹护肤液或游泳来缓解皮肤不适。

第9个月的产前检查内容仍然包括测血压、体重、查有无水肿、量宫高、腹围、多普勒听胎心、触摸胎位、复查尿常规等常规检查，除此外，医生往往还会安排B超检查、心电图检查，必要时还会做胎心监护。

第四次B超检查

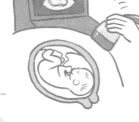

一般安排在 28 ～ 34 周进行。

这次 B 超检查的是胎儿发育相关指标。确定胎位、羊水、胎盘位置与功能，为确定生产方式提供可靠的依据，并预估胎儿至足月生产时的重量。一旦发现胎儿体重不足，孕妈妈就应多补充营养物质。若发现胎儿过重，孕妈妈在饮食上就要加以控制，以免影响日后自然分娩，需要剖宫生产，或在生产过程中出现胎儿难产情形。

此次 B 超需要特别关注的，还有胎儿消化系统和泌尿系统的发育情况。

心电图检查

32 ～ 34 周进行。这个时期是母亲心功能负担最重的时候。需要排除孕妇的心脏疾病，了解其心脏负担情况及有无心脏病，以确认孕妇是否能够承受分娩。如果心电图异常，则需要进一步进行超声心动的检查，必要时还需去看心内科医生。

白带检查

有时会安排。孕妇特别容易感染白色念珠菌。自然生产时，婴儿的口腔可能受到感染而产生一般称为"鹅口疮"的溃疡。孕妇感染衣原体后，胎儿通过产道时眼睛会被感染。

胎心监护

一般从怀孕 32 周开始，产前检查会加入胎心监护，每次约 20 分钟左右。从怀孕 37 周起，医生会在每次产检时安排进行胎心监护。如果孕妈妈是高危产妇或者有合并症或并发症，如妊高症、过期妊娠、糖尿病合并妊娠等，则可能从怀孕 28 周开始就进行这一项检查。

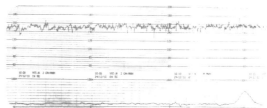

胎心监护图上有两条线，一条为基础胎心率线。胎动计数 >30 次 / 24 小时为正常，<10 次 /12 小时提示胎儿缺氧。一条表示宫内压力，只要有宫缩时就会增高。正常胎心音 120 ～ 160 次 / 分，太高或太低都表示胎儿宫内缺氧。

脐带绕颈是脐带异常的一种，以缠绕宝宝颈部最为多见，此外还有脐带搭颈或者脐带缠绕躯干及肢体等。脐带缠绕与脐带过长、胎动过频、羊水过多有关，亦有人认为与脐带胶质含量有关，但临床中发生率较低。脐带绕颈一般在孕中期发生，孕中期羊水较多，胎儿的活动范围大；到了孕晚期，胎儿相对较大，胎位固定，不会发生绕颈。

脐带绕颈要注意监测胎动

脐带绕颈可能导致因脐带缠绕过紧，宝宝出现缺氧的问题，应特别注意监测胎动。不过，孕妈妈也不必太担心，即使是脐带绕颈，由于胎头的活动性较小，只要没有被勒紧，通常不会危害宝宝健康。脐带绕颈一周的话，随着宝宝在子宫内翻滚打转和活动，脐带缠绕有可能自然脱开。如果孕妈妈过于惊恐反而会影响母婴健康。

脐带绕颈能否自然分娩

脐带绕颈时孕妈妈要特别注意胎动，如果连续 24 小时以上无胎动，或胎动在某一个时间特别频繁，要去医院检查以免宫内缺氧。

孕妈妈在预产期前 1 周应住院待产。如绕颈不紧，可选择从阴道自然分娩；如绕颈较紧、绕颈数周或出现胎儿窘迫，要做剖宫产结束分娩。

日常生活预防脐带绕颈

生活规律，避免过于劳累。饮食方面除了要讲究营养以外，避免进食过于辛辣、刺激性强的食物，忌生食海鲜、没有熟透的食物及易过敏的食品。运动时不宜选择剧烈的运动，要选择动作柔和的散步、游泳等项目。还应戒烟戒酒。

胎教时要适当，尤其是运动胎教不可过于频繁，每次时间最长不超过 15 分钟，避免宝宝过于劳累。音乐胎教要选择曲调优美的乐曲，不宜节奏过强，声音过大。

Tips

B 超检查只是给出一个参考，诊断的符合率不是百分之百的。因为 B 超在说明胎儿颈部有 U 型（1 圈）、Z 型（2 圈）、W 型（3 圈）的印迹时很可能是脐带弯曲或者搭肩的情况，未必一定是缠在脖子上。而且，目前的 B 超检查还没有办法判断脐带缠绕的松紧。因此，当 B 超发现胎儿脐带缠绕，不必因惧怕胎儿出现意外而直接要求剖宫产手术。

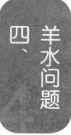

四、羊水问题

羊水量是观察胎儿健康与否的指标。羊水问题主要靠产检发现。

正常羊水量

正常羊水的量随妊娠时期的不同而变化。

妊娠 4 个月，约 200 毫升；

7 个月，约 1000 毫升；

妊娠 37 周，约 800 毫升。

足月，约 1000 ~ 1500 毫升。

羊水指数 AFI ＞ 20cm

最大羊水平面＞ 8cm　　　　} 羊水过多

羊水指数 AFI ≤ 8cm

最大羊水平面≤ 2cm　　　　} 羊水偏少

羊水指数 ≤ 5cm ———————— 羊水过少

羊水指数，AFI，孕妇头高 30°，平卧，以经脐横线与腹白线为标志点，将腹部分为四个象限，测定各象限最大羊水暗区相加而得。正常值范围：5 ~ 18cm。

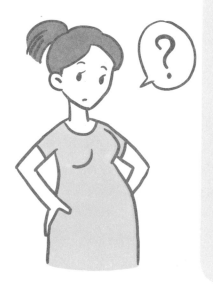

羊水过少

有部分孕妈妈：

肚子增大速度变慢，胎动的感觉比以前明显，有时一次胎动可引起明显的腹部疼痛感。

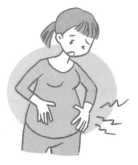

大部分孕妈妈：

不会有明显不适，一般都是由医生在产检时或超声波检查发现。

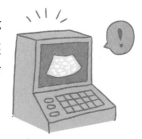

羊水过多

确切病因尚未明了，常见于胎儿畸形、双胎、糖尿病、母儿血型不合等孕妈妈。

羊水增加速度缓慢者，称为慢性羊水过多；短期内羊水急剧增加者，称为急性羊水过多。羊水量过多可增加早产、脐带脱垂及异常先露的风险。

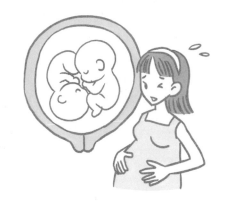

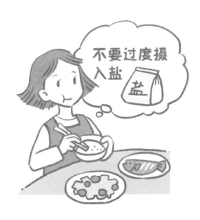

不要过度摄入盐

盐

治疗

当 B 超诊断羊水过多时，如无异常发现，可以先观察不必惊慌，大部分羊水过多都是原因不明的。

轻度羊水过多，不需特殊治疗，大多数在短时间内可自动调节。如果羊水急剧增加，孕妈妈应请医生诊治，同时减少食盐摄入。

羊水过少治疗

孩子的肺泡是需要浸泡在羊水中生长发育的，如果羊水过少，就会影响肺的发育。也要注意胎盘功能，那可能导致子宫胎盘血液量减少，从而使羊水进一步减少。也可能与泌尿系统疾病有关。

如是母体血容量不足或缺氧引起的，大量饮水、静脉输液以及吸氧可改善。

凝血功能亢进的孕妈妈，可皮下注射低分子肝素，或者静脉输注低分子右旋糖酐，使胎盘血液循环更通畅，以利于羊水的形成。

早期出现不明原因羊水过少，可采用羊膜腔内灌注疗法，即在 B 超引导下用穿刺针经腹向羊膜腔内注入适量生理盐水。

如果是在妊娠晚期发现羊水过少，排除胎儿畸形后，详细评估胎儿宫内情况；当胎儿成熟后尽快终止妊娠：可以是阴道引产分娩，也可以剖宫产。

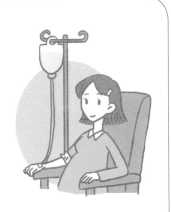

孕晚期孕妈妈新陈代谢逐渐增强，汗腺及皮脂腺分泌也比常人旺盛，容易出汗，所以洗澡是每个孕妈妈都需要做的事。但是，孕晚期孕妈妈腹部膨胀，重心不稳，容易滑倒，而且身体负担较重，对浴室环境条件适应性较差，所以洗澡时尤其应特别注意以下几个方面。

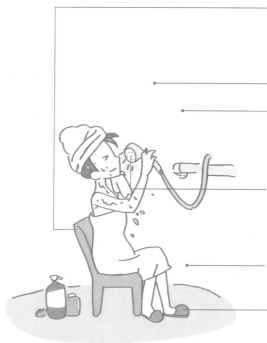

浴缸和水的清洁。孕晚期阴道分泌物多，阴道防病力减弱，易引起阴道感染；宫颈短而松，易招致感染。如果不能保证卫生，最好淋浴；疲劳可坐有靠背的椅子淋浴。

浴室要注意通风，最好安装有良好的通风设备。

洗澡前后温差也不宜过大，否则容易刺激子宫引起收缩，造成早产，尤其是夏冬两季。冬天不宜马上进入高温的浴室中洗澡；夏天不能贪凉把水温调低。

室温、水温不宜过高：过高可能会导致孕妈妈出现头昏、眼花、乏力、胸闷等症状，从而使孕妈妈和胎儿缺氧；当孕妈妈体温超过 40℃ 的时候，会对胎儿的脑细胞造成不可逆转的影响。

每次的洗澡时间应控制在 15～20 分钟为佳，谨防热环境还容易引起子宫收缩，造成流产。

穿能防滑的鞋子，垫上防滑垫，浴缸旁甚至浴室墙壁装上扶手。浴室内尽量减少杂物，例如椅子、盆子、篮子等，以免不留神被绊倒。

◆ 饥饿时或者饭后 1 小时内洗澡，容易出现血液循环障碍从而发生晕厥等风险。

◆ 洗澡时，身边最好能有人陪着。孕妈妈洗澡时最好不要将门从里面锁上；如要锁门时，则一定要在浴室外固定位置放一把固定钥匙，以免发生意外时影响救护。

◆ 当孕妈妈进入浴室太久没有动静时，家人应体贴地问候一下，一旦敲门无人响应，或听到浴室有巨大的或奇怪的声音，或听到求救，家人应立即进入浴室查看。

自我放松

仰卧屈膝，两膝靠拢，双手平放身旁，双脚分开，略比臀宽。随着妊娠时间的增加，可以在膝下和脖子后放软垫以求更舒适。屈膝是为了让横膈膜处于放松的状态，膝盖靠拢可以减少对背窝部位造成的压力。

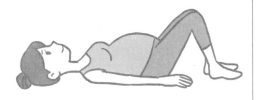

两眼微闭，全身放松，呼吸频率放慢；慢慢吸入一口气，慢慢呼出。练习时不要咬紧上下齿，舌头保持柔软置于口腔底部。必要时可以盖上毛毯保持身体温暖。持续进行 10 分钟，有助于舒缓肌肉和精神紧张。

腹肌运动

仰卧于床上，双手放于腰下，脚屈起，脚掌贴地。吸气时腰部微微向手上压下，呼气时放松全身。

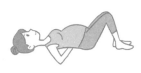

这项运动对减轻腰痛、增强腹背肌力量很有帮助，并有利于分娩。

腹式呼吸

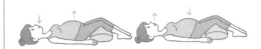

❶ 仰卧于床上，放一个枕头于膝下，双唇自然合拢，用鼻子自然松弛呼吸。吸气时腹部胀起，呼气时腹部收缩。

❷ 双手轻放于腹部，鼻子吸气并有意识地让空气到达体内手下方的位置，让气流带动两手自然分开。进行 10 次有控制的深呼吸。不要让手臂、手或肩膀产生任何紧张感。

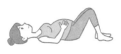

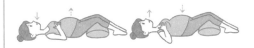

❸ 将双手移至乳房下方以及乳房上方锁骨以下的位置，各重复 10 次深呼吸，默记空气通过肺的各个部分时的感觉。

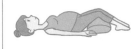

❹ 以平常的方式呼吸 10 次以放松身体，手臂置于身体两侧，手心朝上。

腹式呼吸不但对放松身体、消除精神紧张和减轻疼痛非常有帮助，而且对于分娩时调整呼吸也很有帮助。孕妈妈做的过程如果觉得累可随时停下休息。

舒缓腰椎运动

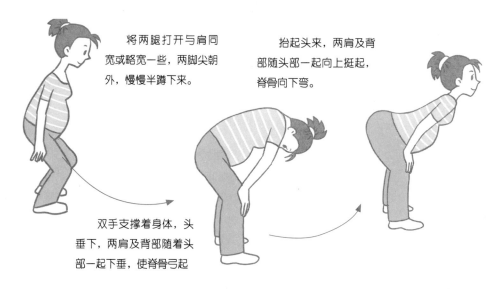

将两腿打开与肩同宽或略宽一些，两脚尖朝外，慢慢半蹲下来。

抬起头来，两肩及背部随头部一起向上挺起，脊骨向下弯。

双手支撑着身体，头垂下，两肩及背部随着头部一起下垂，使脊骨弓起

这项运动可以减轻腰痛，增强腹背肌力量，训练骨盆腔底层肌肉，帮助生产过程顺利。练习次数不宜多，孕妈妈可根据自己的身体情况随时休息。

下蹲有助于骨盆肌肉运动，增加其弹性，是最好的助生运动。经常"蹲一蹲"可减少难产的发生。需要注意，36周后腹部已太沉重或32周后胎位仍不正及有痔疮困扰者不宜做全蹲，要量力而行。

会阴收缩运动（凯格尔运动）

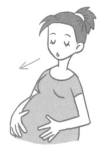

吸气紧缩阴道周围及肛门口肌肉（提肛动作），就像憋住大便、憋尿一样，闭气，持续3～5秒再慢慢放松，吐气。

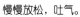

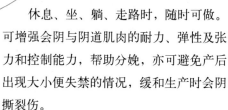

休息、坐、躺、走路时，随时可做。可增强会阴与阴道肌肉的耐力、弹性及张力和控制能力，帮助分娩，亦可避免产后出现大小便失禁的情况，缓和生产时会阴撕裂伤。

足部运动

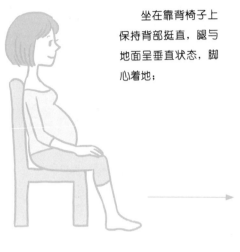

坐在靠背椅子上保持背部挺直，腿与地面呈垂直状态，脚心着地；

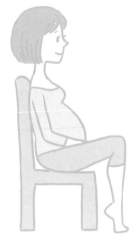

然后脚背绷直、脚趾向下，使膝盖、踝部和脚背成一直线。

双脚交替做这个动作，方便时可随时做。

通过脚尖和踝关节的柔软运动，促进血液循环，增强脚部肌肉以承受日渐沉重的身体，避免脚踝损伤。

盘腿运动

盘腿坐在地板上，背部挺直，双手轻放在两膝上，每呼吸一次就用手按压一下，反复进行。

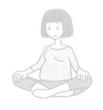

用手腕向下按压膝盖，并一点点加力，尽量让膝盖接近地面，每天早晚各做3分钟。

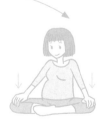

可增强背部肌肉，松弛腰部关节，伸展骨盆肌肉，帮助孕妈妈分娩时双腿能够很好地分开，使宝宝顺利通过产道。

Tips

孕晚期不宜过度静养，适当的工作、活动和运动对身体健康很有利。但运动动作要温和，做之前排空膀胱，让身体处于最松弛状态；餐后不宜很快开始运动。每位孕妇的运动量、频率及动作幅度要注意自我掌握。最好在医生指导下进行。过重的体力劳动、过多的活动和剧烈的体育运动一定要避免。

分娩，是指从规律性子宫收缩开始，到胎儿、胎盘娩出为止的全部时间。医学上将它分为三期。我们将在后面的章节里详细说明。孕妈妈应提前做好分娩的准备。

思想放松、精神愉快

尽可能了解和掌握分娩的生理过程。有疑问之处，可向医务人员请教，同时还要和丈夫多进行交流，让双方在心理上都做好准备。这样有助于放松临产前的心情。

要有信心，在精神上和身体上做好准备。孕妈妈应用轻松愉快的心情来迎接宝宝的诞生。准爸爸和周围的亲戚朋友对孕妈妈充分的关怀、爱护、支持和帮助有助于孕妈妈缓解对分娩的焦虑和担心。

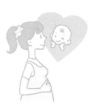

尽量不要外出和旅行。接近临产期间孕妈妈应尽量不要外出和旅行，准爸爸也尽量不要外出。实在不行，夜间需有其他人陪住，以免半夜发生意外事故。实践证明，思想准备越充分的孕妈妈，难产的发生率越低。

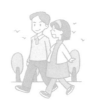

按时产前检查，做好计划

按时产检。到了孕晚期，产检的次数就更频繁了，一定要坚持按时去体检。关注每一次检查的结果，以便发现异常后及时想办法解决。

事先计划。事先计划好去医院分娩的路线和交通工具，有备无患。如果医院的妇产科床位紧张，需要提前联系预约。

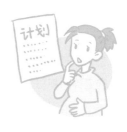

充分休息

分娩时体力消耗较大，睡眠休息对分娩有利，因此分娩前必须保持充分的睡眠时间，越是接近预产期越要有充足的休息。这样才能保证孕妈妈分娩时有一个好的能量储备。

当然，这里不是说孕妇就要整天卧床休息，轻度的、力所能及的运动还是有好处的。

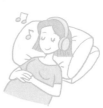

准备住院用品

提前做好生产物品准备，将准备好的用品集中放在一个提包内，如果有生产先兆或异常情况出现，可以拿上包就走，而不必慌乱地东翻西找。

需要准备的东西包括以下这些。

各种证件：
身份证、产检保健卡、挂号证、医保卡或公费医疗证等；

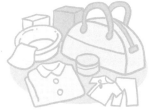

孕妈妈入院时的用品：面盆、脚盆、牙膏、牙刷、大小毛巾、卫生棉、卫生纸、内衣、内裤等；

婴儿的用品：内衣、外套、包布、尿布、小毛巾、围嘴、垫被、小被头、婴儿香皂、肛表、扑粉等。

详细内容可参见后面《顺利分娩》中的内容。

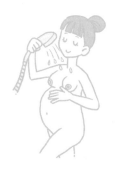

住院前先清洁

住院之前应每天淋浴，以保持身体的清洁。内衣裤应时常更换。若发生破水、出血或镇痛等分娩征兆，就不能再行洗浴。特别要注意外阴部的清洁。头发也要整理好。

什么情况下去医院

出现以下几种情况时，要及时去医院就诊。

① 出现临产先兆：腹痛、见红和破水。详细的临产先兆可以参看本书后面《顺利分娩》中的相关内容。

② 其他不适：如发生头痛、发烧等。

③ 超过预产期：在预产期计算正常的情况下，如果超过预产期几天还没有临产，医生多会建议准妈妈住院检查和治疗。一般会对准妈妈进行人工干预，让小宝宝早点儿出生，以避免过期妊娠对胎儿造成不良影响。

④ 阴道流血：如果出现阴道流血，量超过月经量，往往预示有不良情况存在。可能是有前置胎盘、胎盘早剥或阴道的炎症等。

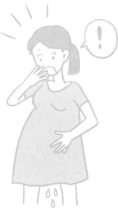

Tips

刚出生的小宝宝没有白天和黑夜的概念，平均2~3小时就要喂奶换尿布。孕妈妈产后身体恢复也需要人照顾。所以，在分娩之前，准父母们要做好思想准备，安排好宝宝出生以后的生活。

宝贝，
这十个月的每一分钟，
都是无暇美丽，
谢谢你倾听我
所有的快乐和感激。

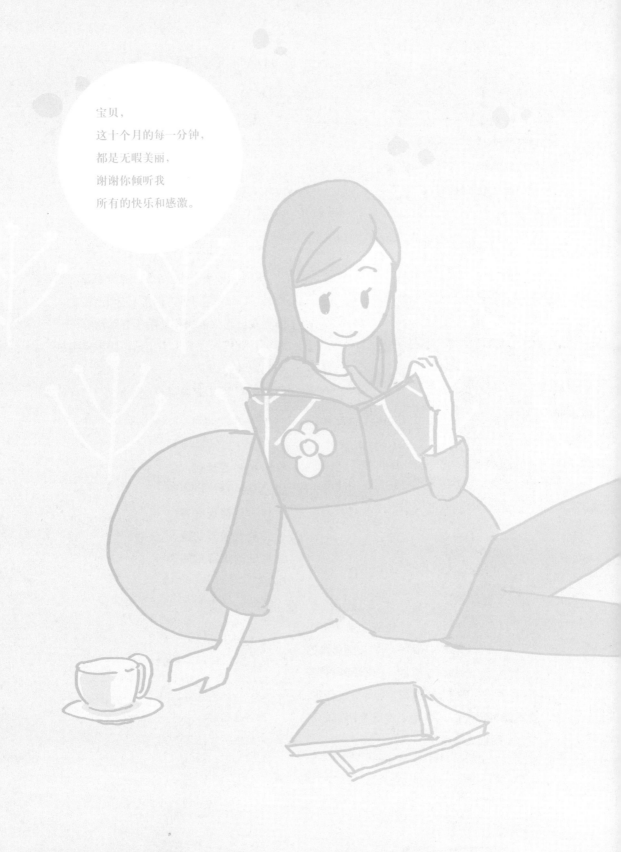

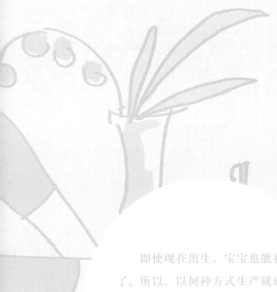

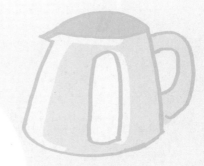

Chapter 11

37～40周
迎接天使降临

即使现在出生，宝宝也能存活了。所以，以何种方式生产就成了准妈妈需要重点考虑的问题。随着现代医学的发展，无论胎位如何，几乎都能保证大人和孩子的安全。

一、
发育中的胎儿和孕妈妈的感觉

第 37 周

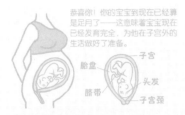

恭喜你！你的宝宝到现在已经算是足月了——这意味着宝宝现在已经发育完全，为他在子宫外的生活做好了准备。

胎盘 ——子宫
脐带 ——头发
——子宫颈

85％的胎儿在预产期两周内或早或晚出生。胎儿现在会自动转向光源，这叫做"向光反应"，它使胎儿更多地了解周围环境。胎儿正以每天 20～30 克的速度继续增长体重，它现在的活动空间变得日益狭窄了。

第 38 周

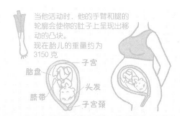

当他活动时，他的手臂和腿的轮廓会使你的肚子上呈现出移动的凸块。
现在胎儿的重量约为 3150 克

胎盘 ——子宫
——头发
——子宫颈

胎儿的头部和臀围大致相等。如果是个女孩，小阴唇上的大阴唇在过去的 3 天左右形成。胎儿的四肢正如预料的那样弯曲着紧靠身体。胎儿肠内的胎粪出生后很快排泄。但分娩推迟得太久，有时会在出生前排泄。后一种情况下，出生时羊水里会有胎粪。

第 39 周

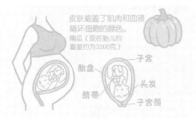

皮肤遮盖了肌肉和血液循环细胞的颜色。
南瓜（现在胎儿的重量约为3200克）

胎盘 ——子宫
脐带 ——头发
——子宫颈

胎儿的皮肤会变的厚一些，苍白一些。从现在开始，胎儿在子宫每呆一天，就会获得 14 克的脂肪。胎毛正在消失，皮肤的颜色开始改变，因皮下脂肪层厚度在增加。发育早期，胎儿皮肤非常透明，体内皮下脂肪非常少。如果能看得到胎儿，你会透过皮肤看见他的器官。

第 40 周

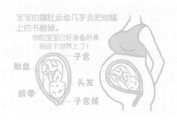

宝宝的踢肚运动几乎会把你腿上的书掀掉。
你的宝宝已经准备好来到这个世界上了！

胎盘 ——子宫
脐带 ——头发
——子宫颈

胎儿的头颅骨由五大块分开的骨盘组成，骨盘出生时会被挤压在一起 胸部变得更凸出，由于肝在血红细胞的生产中的特殊作用，肝会自然变大。因此，出生时宝宝的肚子又大又圆。此时，胎儿体内 15％是脂肪，大约 80％在皮肤表层下面，其余的 20％则在器官和肌肉组织上。

孕妈妈身体做好了分娩准备

子宫下降，胃及心脏的压迫感减轻

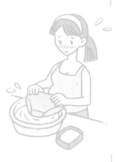

胀大的子宫开始下降，临产前1～2周，宝宝的头部大多已降入骨盆。这时，子宫对胃及心脏、横膈膜的压迫减轻了，孕妈妈会感到呼吸困难缓解，孕妈妈食欲也日渐恢复正常。子宫收缩频繁，开始出现分娩的征兆。

子宫和阴道趋于软化，阴道分泌物增多

由于体重和血量的增加，越来越多的压力作用于腿部血管，使腿部更疲乏，腿部和腹部血管的静脉曲张增多。而双腿本身就会导致麻木和持续疼痛。尽可能地抬高双腿。

羊膜囊可能破裂

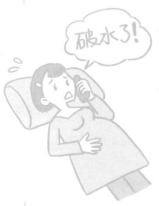

破水了！

随着分娩临近，羊膜囊（羊水袋）可能会破裂。羊水一般是细细流出而不是大量涌出。羊水有一种独特的味道，容易与小便区分。如果你认为羊水流出，请与医生联系。

持续宫缩

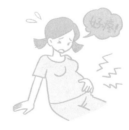

好痛

对某些女性而言，子宫收缩的阵痛感就像痛经或肠痛。大多数人反映持续的腰痛伴随子宫收缩。果汁有助于缓解口腔干燥。频繁排尿有助于分娩进程：充盈的膀胱推挤子宫，引起不适。当宝宝进入骨盆深处，可能会感到行走不便，失去平衡，因为重心随着宝宝位置的改变而改变了。

现在，分娩可随时发生，因为在预产期的前后两周内分娩都是正常的，孕妈妈要做好随时住院的准备。

二、生产方式的选择

两类生产方式：阴道生产和剖宫产

宝宝中等大小、足月妊娠、单臀、胎膜未破、孕妈妈骨盆大小正常、临产后宫缩好、产程进展顺利，孕妈妈可选择阴道分娩。

阴道分娩又包括三种方式：不做任何牵引宝宝完全自然娩出的自然分娩、臀位助产术分娩和臀位牵引术分娩。

其中，孕妈妈是经孕妈妈、宝宝不大，或者孕妈妈产力良好、产道正常的自然分娩的情况比较多见。臀位助产术分娩和臀位牵引术分娩都需要助产者协助娩出宝宝。

孕妈妈有权选择生产方式

《母婴保健法》中有明确指明：孕妇有选择分娩方式的权利。如果孕妈妈要求做剖宫产，医生一般从工作职责出发会先与孕妈妈沟通解释。不过，自己的身体可以自己决定，孕妈妈有选择和自己判断的权利。所以如果孕妈妈坚持的话，医生会尊重她的决定。同时，即使是自然分娩的话，孕妈妈也可根据自己的需要来决定是否选择无痛分娩。

最佳方案听从医生建议

在具体选择生产方式时，医生会根据孕妈妈所做的详细检查，比如：胎位是否正常，估计的宝宝大小、孕妈妈骨盆大小等作出建议。如果一切正常，医生就会建议孕妈妈自然分娩。

最富有经验的医生也无法预测分娩时可能出现的情况，无论哪种分娩方式，安全都是第一位的。

导乐分娩

由有经验的曾经分娩过的人辅助孕妇，导乐可是医护人员可是家人也可是第三者，在整个产程中给产妇以持续的心理、生理及感情支持，并采用适宜技术，帮助产妇渡过生产难关。

在分娩体位上，产妇可以跪着也可以蹲着，最新的是自由体位。

水中分娩

即在医生指导下，产妇在水中分娩池利用水的浮力和经过特殊处理、水温保持在 36～37℃的温水中，自然分娩婴儿。原理是根据婴儿在母体羊水中孕育，诞生的一刹那接触水，可使婴儿和孕妈妈情绪稳定；借助水中的浮力母亲不需费太大力就可顺产，且产后恢复速度提高近 1 倍。一般孕妈妈年龄在 20～30 岁，身体各方面情况正常，宝宝重量 3 千克左右，比较适合水中分娩。

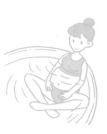

三、
五项准备，实现自然分娩

年龄：25～29岁

25～29岁生育的孕妈妈自然分娩率高。35岁以后产道和会阴、骨盆的关节变硬，不易扩张，子宫能力和阴道的伸展力也较差，以至于分娩时间延长，容易发生难产。其次，年龄越大，发生高血压、糖尿病、心脏病等并发症的概率也较高，因此往往不得不采用剖宫产。

充分准备

在分娩前充分了解有关分娩的知识，做好思想准备，相信自然的力量和自己的潜力，心理上不怕、不急，情绪稳定平和；饮食上适量但注意保证营养丰富，睡眠充足，生活正常；分娩时身体条件好、体力充足。一旦宫缩开始，孕妈妈就要坚定信心，积极配合医生，那么一定能顺利地自然分娩。

胎儿体重

巨大儿的头比较大，胎头就可能"搁浅"在骨盆入口处，难以通过骨盆而不得不进行剖宫产。胎儿预估体重超过4000克时需要剖宫产。妊娠期孕妈妈最理想的怀孕体重是：孕早期（怀孕3个月以内）增加2千克，孕中期（怀孕3～6个月）和孕晚期（怀孕7～9个月）各增加5千克。如果整个孕期增加20千克以上，选择自然分娩就有风险。

定期产检

孕妈妈定期做产前检查有利于早期发现问题，及早纠正和治疗，使孕妈妈和宝宝能顺利地度过妊娠期和分娩，对自然分娩很重要。例如遇到胎位不正，在医生指导下可以采取膝胸卧位等方法矫正，从而不影响自然分娩。

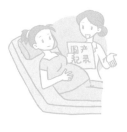

适当运动

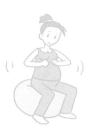

常运动的孕妈妈通常可以维持体能及心肺功能在较高水准上，体能好的孕妈妈耐受力高，对分娩疼痛的承受也就比较好，所以女性运动员分娩时就会比普通孕妈妈的并发症少许多。此外，有运动习惯的孕妈妈肌肉张力和弹性好，生产时产程短，相应的难产概率就可以降低。

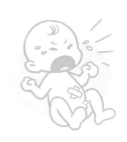

锻炼宝宝肺部

自然分娩过程中子宫有规律地收缩，使宝宝胸廓受到有节律的压缩和扩张，促使宝宝肺部产生一种促进肺成熟的、叫做"肺泡表面活性物质"的东西。这些物质能够在宝宝出生后使肺泡富有弹性，容易扩张，从而减少了宝宝肺透明膜病的发生概率。另外，分娩时产道的挤压作用，可将胎儿呼吸道内的羊水和黏液排挤出来，使新生儿湿肺和吸入性肺炎的发生率大大降低；有利于宝宝出生后呼吸的建立。

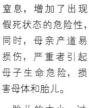

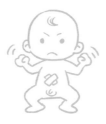

细菌定植学说

胎儿肠道是无菌的，阴道分娩时产道细菌会随着吞咽进入新生儿肠道，作为第一批菌群定植下来，这些菌群的产生让孩子终生受益。剖宫产无菌操作，孩子没有机会得到类似阴道内的菌群，得到的是医院的菌群，长大后会增加孩子过敏性疾病的发生。过敏性疾病范畴非常广泛：如吐奶、哮喘、瘙痒。

宝宝皮肤及末梢神经敏感性较强

自然分娩的宝宝出生时经过产道的挤压作用，主动参与一系列适应性转动，其皮肤及末梢神经的敏感性较强。同时，自然分娩不会因为麻醉剂而使宝宝的神经受到伤害，为其日后身心协调发育打下良好的基础。

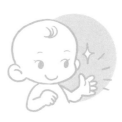

孕妈妈产后恢复快

自然分娩孕妈妈不受麻醉和手术的影响，且分娩阵痛时子宫下段变薄，上段变厚的宫口扩张，使孕妈妈产后子宫收缩力增强，有利于产后恶露排出，子宫复原，产后出血减少。

自然生产的产妇当天就可以下床走动。一般3～5天可以出院，花费也较少。

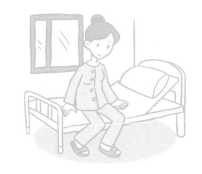

母乳喂养的成功率高

自然分娩，饮食、生活恢复很快，住院时间短，容易早下奶，有利于进行母乳喂养。

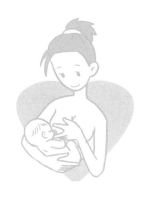

产妇后遗症少

自然分娩后孕妈妈容易选择避孕方法，如可以早放避孕环。而一旦避孕失败，再度怀孕需做人工流产时，不必担心刮宫引起子宫瘢痕部位穿孔等问题，也不会发生由于腹部手术引起肠粘连，或者腹壁切口的子宫内膜异位症等问题。

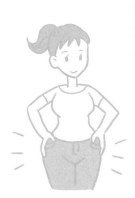

骨盆越大顺产机会越大？

通常的观念，骨盆越大顺产的机会就越大。在医学理论上认为孕妈妈的中骨盆直径在9.8厘米以上分娩就不会有问题，小于9.2厘米自然分娩的概率就比较小。

很多人都认为个子高的人骨盆大，所以容易生孩子。确实，大多数人的身材高矮与骨盆大小成正比，理论上骨盆大的女性也比较容易顺产，但是现实生活中，影响自然分娩的因素太多了，骨盆的大小不是唯一决定因素。如果遇到胎儿体重过大，孕妈妈腹部肌肉力量不足，有时骨盆足够大，生产的过程也不一定顺利，也会出现分娩困难；有时骨盆不很大，但由于胎儿小，也会顺利分娩。

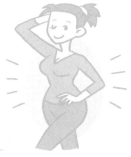

五、认识剖宫产

剖宫产是通过手术从腹部切开子宫，娩出胎儿及其附属物的方法，是终止妊娠、解决难产和重症高危妊娠、高危胎儿时最快捷、最有效的方法。剖宫产手术在降低母婴死亡率和病残率方面确实起到了很大的作用，但仍属于人为创伤，并非绝对安全。

剖宫产有两种切开方法：纵切和横切。

纵切　　　　　　　横切

剖宫产有不良影响

◆ 产后出现并发症的风险高。术中可能发生麻醉意外、大出血、损伤腹腔内其他脏器，术后孕妈妈容易发生感染，出现子宫内膜炎、尿道感染、子宫及腹壁切口感染、贫血、肠损伤、子宫内膜异位症、血栓性静脉炎等并发症。因创面大，羊水易进入血液，使孕妈妈易患羊水栓塞。剖宫产孕妈妈的产褥感染率为正常分娩的孕妈妈的 10～20 倍，产后出现各种并发症的可能是自然生产的 10～30 倍。

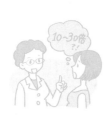

◆ 影响母乳喂养。剖宫产术后孕妈妈疼痛的时间长，恢复时间也长，还需留置尿管等，一段时间内不能进食，明显影响母乳喂养。

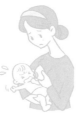

◆ 剖宫产的孩子易患多动症。因产道的改变，孩子降临人世时环境也发生变化，破坏了正常产道生产过程带来的神经接触，使孩子在成长过程中易患多动症。

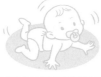

◆ 再次妊娠有风险。剖宫产后一旦婴儿有先天缺陷或意外事故，孕妈妈再怀孕需要等 2～3 年，否则足月妊娠时子宫破裂的危险性比较大，影响母子安全。而再次妊娠做人工流产时容易发生子宫损伤。

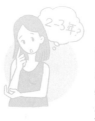

◆ 剖宫产的孩子易患感觉统合失调。胎儿在母体产道的正常生产过程，同时也是第一次大脑和身体相互协调的抚触机会。但剖宫产属于一种干预性分娩，没有胎儿的主动参与，只是完全被动地在短时间内被迅速娩出。宝宝未曾适应这些必要的刺激与考验，使感觉刺激信息不能在中枢神经系统进行有效的组合，因此比自然分娩的孩子日后易发生儿童感觉统合失调。所谓感觉统合失调，就是孩子想的和做的不是一回事，他的思维往往无法约束自己的行为。

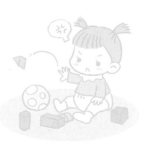

剖宫产指征

★ 头盆不称、产道梗阻、宫缩乏力纠正无效、异常胎位（包括头位难产）、生殖道感染等不能经阴道分娩的。

★ 母亲患严重内外科合并症及产科并发症，不宜从阴道分娩的，如严重心脏病、重度妊高征、前置胎盘、胎儿窘迫、脐带脱垂等。

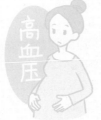

★ 40 岁以上孕妈妈。

★ 自然分娩中发生危急情况时。

★ 以前子宫做过手术，自然分娩有危险，如：子宫肌瘤切除术、剖宫产。

★ 骨盆变形或狭窄，如小儿麻痹或骨盆骨折等。

★ 腹部外伤或车祸意外等。

◆ 新生儿易患上呼吸系统并发症。由于宝宝分娩时未经产道挤压，口鼻及肺中较多积液未能排出，呼吸中枢亦未经受应有的刺激，出生后有的不能自主呼吸。再加上剖宫产新生儿体内免疫因子低于正常分娩的新生儿，易发生剖宫产儿综合征，特别是剖宫产儿呼吸系统并发症，如窒息、湿肺、羊水吸入、肺不张及肺透明膜病等。

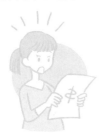

◆ 剖宫产的住院时间长，费用高，是自然产的 2~3 倍。

产后注意事项

术后 3~4 个小时后知觉恢复，可以练习翻身、坐起；术后 6 小时内禁食，随后可逐步增加食量；术后 24 小时后拔掉导尿管，孕妈妈可下床慢慢活动。

采取使身体和床成 20°~30°角的侧卧位姿势可以减轻对切口的震动和牵拉痛。剖宫产术后五六天才可以出院。

注意卫生和营养。孕妈妈应比自然分娩者更注意卫生和营养。头一两天少活动、宜静养，第 3 天后要适当活动；否则可能会导致恶露积聚在子宫腔内，发生子宫恢复不好，使阴道长时间出血。如果产后阴道出血超过 3 个星期，称为"产后恶露不尽"，需要治疗。

早期积极开奶、催奶。剖宫产的孕妈妈千万不要因为腹部伤口疼痛，就不让宝宝吸吮乳房而耽误了对宝宝的喂养，使乳汁分泌减少，从而影响哺乳。这样既会影响宝宝的健康，也不利于孕妈妈自身恢复。

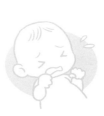

Tips：第一次生孩子是剖宫产，第二次必须要剖宫产？

这要看第一次是因为什么原因而进行的剖宫产。如果是因为骨盆狭窄，那么第二次生育肯定也要采用剖宫产；如果是其他原因，而第二次怀孕不存在相应的影响因素，那么就不一定采用剖宫产了。

六、产科不主张过期妊娠

孕前月经周期正常的孕妈妈，过了预产期2周以上还不分娩就是过期妊娠。

容易发生新生儿窒息

胎盘是有一定寿命的，预产期过后约2周，胎盘的功能开始减退，造成输氧不足使宝宝经常处于缺氧状态。宝宝越成熟，对缺氧的耐受能力越差，因此缺氧会让宝宝胎心音变得慢而不规则，出现呼吸窘迫，发生窒息，甚至在子宫内死亡。

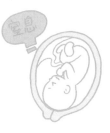

增加胎便吸入的危险

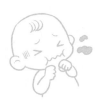

过期妊娠时如果羊水减少，会使羊水内含有大量的胎粪并呈黄色黏稠状。如果宝宝在分娩时吸入了混有胎粪的羊水，出生时容易出现呼吸道梗阻或胎粪吸入性肺炎。

宝宝像小老人

如果母亲胎盘功能不好，氧气和营养通过胎盘受到障碍，供给宝宝的量不足，宝宝容易表现为皮下脂肪消失、皮肤干燥多皱、表皮脱落、指甲长、毛发多、出生体重轻、营养不良、四肢又瘦又长、胎脂消失、外貌似老人。同时，这种胎儿临产时对宫缩的耐受力差，易出现胎心变慢、宫内窘迫，需阴道助产或剖宫产。

容易生产超过4000克巨婴

如果胎盘功能尚正常，母亲体内的营养和氧气能通过胎盘供给胎儿，那么宝宝的生长发育不受影响。宝宝就成为巨大儿，体重超过4000克以上，其特点为皮下脂肪比较丰满，毛发浓密，颅骨变硬，精神反应也较灵活。但是，这种个大的小婴儿出生时经常使得产程延长，增加胎儿窘迫、难产与剖腹生产的概率，若勉强经由阴道生产，较易并发难产、产道严重裂伤等问题。同时这种婴儿几乎有一半可能发生低血糖和低血钙。

应密切监控胎儿健康

如果胎动时呈现胎心率加速变化即属正常反应，意味着胎盘功能还不错，可以考虑再等待几天。此外要做超声波检查，检查重点包括测量胎儿大小、羊水指数、脐带血流状况等，同时还要进行胎盘功能检查，评估胎盘钙化程度以及胎儿器官发育情况。另外，还要阴道内诊子宫颈口扩张和柔软的程度，以判定催生引产成功的机会高低。若是在监测过程中发现胎心率异常，产程进展缓慢，或羊水混有胎粪时，应即行剖宫产，终止妊娠。

对于分娩镇痛，我国医学界持有不同的见解。在临床上，医护人员一般会对产妇提供专业的指导，帮助产妇选择合适的分娩方式，比如对于产痛不明显的产妇安排她们进行自然分娩，不用过多医疗干预；对于稍有产痛的产妇，则给予非药物镇痛，协助自然分娩；而一些产痛特别强的产妇则提供必要的药物镇痛，帮助她们减少痛苦。

生孩子为什么疼

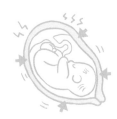

宝宝在妈妈子宫里就像被装在一个口袋里，袋口处有扎紧的绳子，这扎紧的绳子就是子宫颈口。分娩的过程，就是把宝宝从妈妈的子宫和生殖道中挤排出米的过程。子宫的收缩力（疼痛）就是推动宝宝前进的动力。

两种药物镇痛

药物镇痛法有两种：一是肌内注射镇痛药物；二是硬膜外阻滞麻醉。

硬膜外阻滞麻醉

这是一种椎管内阻滞麻醉镇痛的方法，也是目前国际公认的镇痛效果最可靠、使用最广泛的分娩镇痛法。一般在宫口开到3厘米时，麻醉师以一根微细导管置入产妇背部腰椎背硬脊膜外侧，随产程连续滴注微量止痛药物罗哌卡因。这种新型的药物仅阻断最敏感的感觉神经，而不会影响到运动神经，因此产妇在不疼的时候还可以下地走动，并且一直处于清醒的状态。

肌内注射镇痛药物

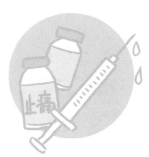
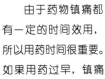
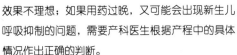

常用于肌肉注射的镇痛药物有杜冷丁和安定。

由于药物镇痛都有一定的时间效用，所以用药时间很重要。如果用药过早，镇痛效果不理想；如果用药过晚，又可能会出现新生儿呼吸抑制的问题，需要产科医生根据产程中的具体情况作出正确的判断。

如果产妇出现下列情况中的一种，就不宜用硬膜外阻滞麻醉：

★ 患有出血性疾病 ★ 胎盘早剥，有大出血可能
★ 脊柱畸形 ★ 腰背部穿刺部位皮肤存在感染
★ 严重心肺疾病 ★ 原发性宫缩乏力

四种非药物性镇痛

非药物性镇痛的优点是没有副作用，但是镇痛效果不如药物理想，所以在临床上使用并不如药物性镇痛法广泛。一般来说，非药物性镇痛有四种方法：一是精神预防；二是针刺经络穴位麻醉；三是电流刺激；四是采用耳穴电脑无痛分娩仪。

❶ 精神预防。在分娩过程中安抚产妇紧张、焦虑和惊恐的心理状态，减轻产妇分娩中的疼痛。孕期的产前教育、锻炼助产动作，实施陪产，在各个产程给予指导、精神鼓励和支持，就是在实施精神预防性分娩。

❷ 针刺经络穴位麻醉。中医针灸学经络理论，以针刺双侧合谷、足三里、三阴交等穴位，促进乙酰胆碱的大量分泌，阻碍痛觉的传导，从而达到减痛或镇痛的目的。所以依据经络理论，循经取穴针刺，就是实施"针麻"。

❸ 电流刺激。即以低频率脉冲镇痛仪在产妇背部脊柱两侧进行电流刺激，以分散产妇的疼痛感觉，使疼痛减轻。

❹ 采用耳穴电脑无痛分娩仪。将耳穴电脑无痛分娩仪的耳膜固定于产妇耳蜗口，耳膜自动选穴后，仪器发放脉冲阻滞传导镇痛。但是由于此法不是神经阻滞，所以通常情况下会镇痛不全，只能把疼痛级别降低，达不到完全消灭疼痛的效果。

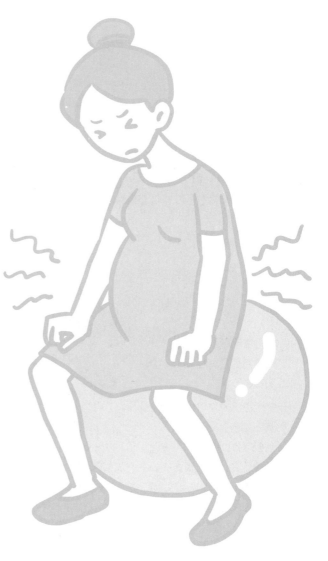

呼吸法镇痛最可行

产前训练班里，培训师会用大量的时间来教孕妈妈们如何放松身体及掌握不同的呼吸方法。这些呼吸方法将在分娩中帮助孕妈妈们保存体力，并减轻疼痛。

❶ 深呼吸

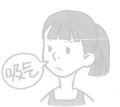

用鼻子吸气，使肺部的最下端充满空气，这时肋廓下缘会向外和向上扩张。然后用嘴缓慢而深沉地将气呼出。如果准妈妈在子宫收缩的开始和结束时做这样的深呼吸，能够起到镇静的效果。

❷ 浅呼吸

嘴唇微微开启，通过喉部把气吸入，使肺部的上部充气，这样胸部的上端和肩胛将会向上升和扩展。当子宫收缩达到高点时，可以先做10次浅呼吸然后再次深呼吸，之后再做10次浅呼吸。

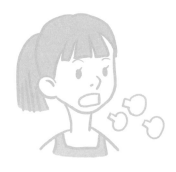

❸ 浅表呼吸

浅表呼吸，类似于喘气。在子宫颈完全张开之前，过渡到停止往下施加腹压的时候，为了防止换气过度，可喘息10～15次，然后屏住呼吸默数5下。

是否选择分娩镇痛，提前决定

在施行无痛分娩前，医院会要求家属签字。从医学角度上，任何药物都会通过胎盘影响胎儿，但在实际生产中，几乎没有出现过因为这种麻醉引起胎儿发生问题的案例。无痛分娩临床上是少量多次给药。有的产妇一次就可以，但有的产妇可能需要好几次。这些都要先让与家人做好沟通，让家人了解这些情况。一般情况，施行无痛分娩能让生产更顺利。当然，也存在个体差异。

> **Tips:**
>
> 分娩是正常的生理活动，一般不需要用药。世界卫生组织倡导的爱母行动，口号就是"减少干预，回归自然"，明确规定"除有医学指征之外，对孕妈妈不使用药物镇痛和手术"，认为剖宫产手术分娩和注射药物的无痛分娩，是只适合于妊高症、心脏病、甲亢、骨盆狭窄、胎位不正以及严重分娩疼痛等孕妈妈的一种选择性、补救性手术，不应提倡。

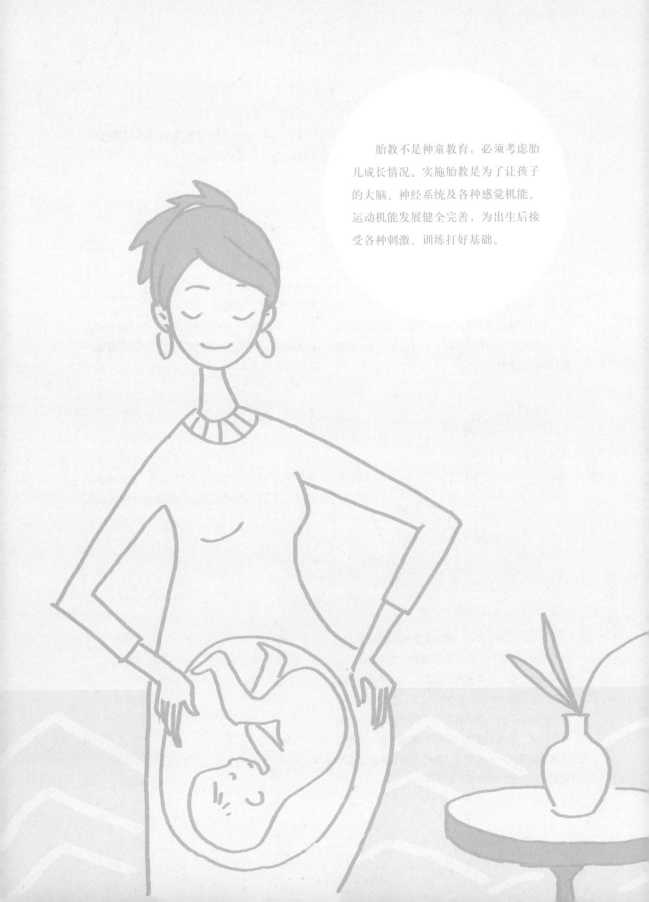

胎教不是神童教育，必须考虑胎儿成长情况。实施胎教是为了让孩子的大脑、神经系统及各种感觉机能、运动机能发展健全完善，为出生后接受各种刺激、训练打好基础。

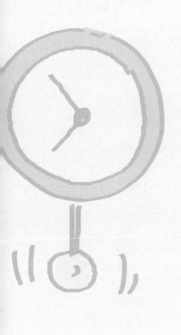

Chapter 12

胎教伴随
全孕程

宝贝，
在我们所有的希望和爱中，
一直都有你。
你就像芬芳一样氤氲在
我们的生命中。

一、制订胎教方案

胎教，即从怀孕开始，有意识利用孕妈妈体内外的各种条件，给胎儿良好的刺激，防止不良刺激，使孩子出生后有良好的先天素质。胎教思想起源于我国。古人认为，胎儿在母体中能够感受孕妈妈情绪、言行的感化，所以孕妈妈必须谨守礼仪，给胎儿以良好的影响。国外亦大力开展胎教的研究，并普遍认为中国是胎教的发源地。

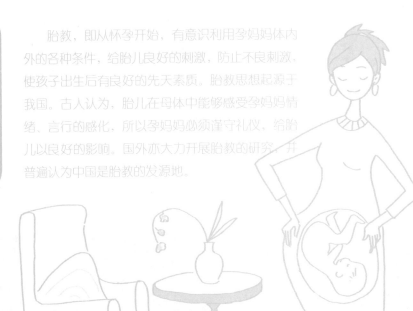

胎教不是培养神童

胎教的主要目的是让宝宝的大脑、神经系统及各种感觉功能、运动功能发展更健全完善，为出生后接受各种刺激、训练打好基础，使宝宝对未来的自然与社会环境具有更强的适应能力。胎教不是为了培养天才、神童。

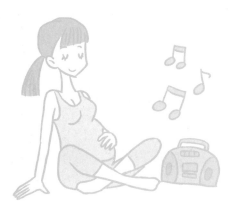

Tips：识别选择适合自己的胎教方法

社会上有种类繁多的"胎教方案"，这些"方案"中有不少打着"科学"、"专家"的旗号误导准父母，建议准父母在备孕时从正规的专业渠道学习有关儿童发展方面的知识，包括孕期心理卫生、儿童心理与教育学及胎教早教的有关常识，使自己心中有数，冷静理性地选择适合自己的方法。

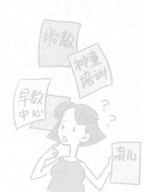

实施胎教的三大原则

适时适度

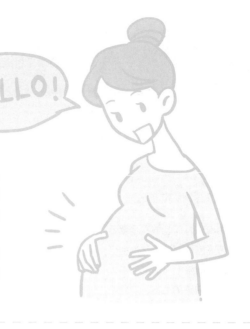

年轻的父母进行胎教，往往容易出现操之过急、过度等情况，过犹不及，无论哪种胎教方法，都有适宜的刺激方法和定时定量的问题。比如抚摸胎教时，如果胎儿以轻轻蠕动作出反应，可继续抚摸；如果胎儿用力挣脱或蹬腿，则应停止拍打抚摸。目前为止，我国关于胎教失败的例子还极少见到。但有些情况也引起了有关专家的重视。

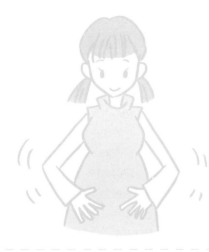

科学有效

应按自然的发展规律，按胎儿的月龄及每个胎儿的发展水平做相应的胎教。具体实施胎教时还有操作技术、技巧等问题，如按摩的手法、按压的力度、进行时间、胎儿的正常或异常反应等，须在胎教专家、妇产科医生的指导下进行，以免发生意外。科学的方法做到不放弃施教的时机，也不能过度人为干预。在自然和谐中有计划地进行胎教。

全家参与原则

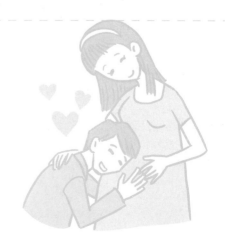

家人的参与、体贴、关怀会使孕妈妈心情愉快，让胎宝宝健康发育。

主角作用大

◎ 求知欲很重要

如果准妈妈能够在孕期始终保持旺盛的求知欲，就会促使胎儿不断接受刺激，促进大脑神经和细胞的发育。准妈妈在孕期要始终保持强烈的求知欲和好学心，要拥有浓厚的生活情趣，充分调动自己的思维能力，凡事都要问个为什么，不断探索新的问题，给予胎儿良好的教育的刺激。

◎ 文化修养影响胎儿

如果准妈妈在孕期与胎儿反复进行对话，胎儿就会产生神经条件反射，出生后的新生儿能有所熟悉和记忆。反之，准妈妈的不良行为、不高尚的行动，也会在胎儿大脑留下痕迹，这不仅影响胎儿的生长发育，甚至导致孩子出生后产生不良情绪。

◎ 饮食习惯影响胎儿

如果准妈妈在怀孕时胃口不好、偏食，那么小宝宝刚出生，在尚未有行为或认知能力之前，就会经常表现得没有胃口、不喜欢吃东西、常吐奶、消化吸收不良，甚或是稍大一点开始添加辅食时，也会出现明显偏食的现象。

◎ 生活方式影响胎儿发育

生命的存在与孕育是大自然运转的一种方式，人体最好能配合外界的自然规律生活。胎儿是可以透过准妈妈感觉到白天与黑夜。当然，日出而作、日落而息的生活方式对现代人来说似乎难以实现。但准妈妈至少要保证不熬夜，夜猫型的准妈妈会生出夜猫型的孩子。

◎ 良好的睡眠有利于胎儿发育

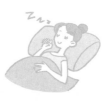

怀孕时期，准妈妈如果能有优质的睡眠，脑部的脑下垂体在睡眠时会分泌出成长激素，是胎儿成长不可或缺的物质。成长激素还能够帮助准妈妈迅速消除身心疲劳。不少准妈妈在怀孕前睡眠不好，但怀孕后反而变得比较容易入眠。这是因为释放出了所需的激素，准妈妈身体内部自然而然发生了变化。

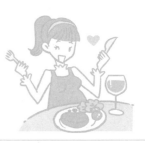

必要的配角

◎ 丰富生活情趣

早晨可以陪准妈妈一起到空气清新的公园、树林或田野中去散步，做做早操，嘱咐准妈妈白天晒晒太阳；还可以和准妈妈一起听音乐、观看艺术表演，提高艺术修养；更要鼓励准妈妈加强"专业"学习，特别是妊娠后期与胎宝宝一起学习，如看看儿童读物、读读外语等。

益处：增强艺术胎教的效果，促进胎儿的智力发育。

◎ 准爸爸要协助准妈妈胎教

准爸爸对准妈妈的体贴与关心、对胎儿的抚摸与"交谈"，都是生动有效的情绪胎教。准爸爸要同准妈妈一起用委婉的声调与胎儿说话，给胎儿唱歌、讲故事。

在准妈妈睡前，准爸爸要用全部手掌和全部手指在准妈妈腹部做圆形、有韵律的按抚，边抚摸，边与胎儿讲话或对胎儿唱歌。

益处：加强母体对于胎儿的血液补充及放松运动效果。

◎ 缓解准妈妈的心理不适

妊娠后准妈妈体内激素分泌发生变化，导致准妈妈情绪不太稳定。准爸爸风趣的语言宽慰、劝导准妈妈，才能稳定准妈妈的情绪；也可以鼓励准妈妈向密友倾诉烦恼，或写信、写日记，必要时，找心理医生进行咨询及疏导；鼓励准妈妈多参加朋友聚会，多与积极乐观的朋友接触，让准妈妈被感染；建议准妈妈换一个发型、给准妈妈买一件新衣服或重新装点一下房间，这些都会给准妈妈带来新鲜感，改变沮丧心情。

益处：准妈妈良好情绪产生的有益物质可使胎宝宝的活动缓和而有规律，器官组织得到良好分化、形成及生长发育。

◎ 激发妻子的爱心

让准妈妈多看一些能激发母子情感的书籍或影视片，与准妈妈谈谈胎宝宝的情况，如一起猜想孩子的小脸蛋是多么漂亮逗人，体格是多么健壮完美。这些对增加母子生理、心理上的联系，增进母子感情都是非常重要的。准爸爸尤其要引导准妈妈去爱护腹中孕育着的胎宝宝，切不可让妻子因妊娠反应、身体负担或因肚子大起来影响了外貌、体形等，怨恨腹中的胎宝宝。

益处：维持准妈妈的良好情绪。

情绪影响胎儿性格

胎宝宝的性格形成受准妈妈情绪的影响。准妈妈的精神状态、情感、行为、意识可以影响体内激素分泌，从而影响胎宝宝的性格形成。比如，准妈妈心情忧郁，没有活力，宝宝出生后会性格忧郁、感情脆弱。如果准妈妈性格开朗，坚强、乐观地面对孕期和分娩中的一切情况，那么胎宝宝也会感受到妈妈的积极和坚强，长大后更容易养成自尊自强、勇敢乐观的好性格。随着胎宝宝一天天地长大，胎宝宝和准妈妈的心灵感应也会日渐明显，如果准妈妈的心情好，胎宝宝自然也会安静愉快；如果准妈妈的心情乱糟糟，那么胎宝宝也会躁动不安、缺乏耐性。

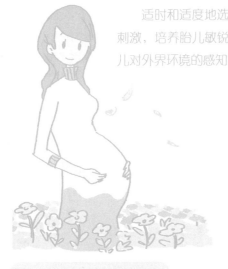

三、
一种重要的胎教：音乐胎教

适时和适度地选取舒适的音乐给胎儿听，能够增加对胎儿的良性刺激，培养胎儿敏锐的听觉能力，将有助于胎儿的生长发育，形成胎儿对外界环境的感知能力。

胎宝宝喜欢听妈妈唱

唱给胎宝宝听时，准妈妈应该心情舒畅，饱含母爱，就像对着尚未谋面的可爱宝宝倾诉母爱一般轻轻哼唱，从而实现爱子心音的共鸣。相信胎宝宝在妈妈肚子里也会感觉到妈妈的爱。

注意：准妈妈轻声哼唱即可，不必放声大唱，以免伤害嗓子，对胎宝宝和自己造成不好的影响。唱歌的时候，准妈妈还可以随着音乐节拍轻轻摆动，当然动作幅度不要过大，以保证安全。

Tips

并非优美的音乐就适合胎教。如理查德·克莱德曼的一些钢琴曲虽然好听，但不适宜作为胎教音乐。因为胎教音乐要频率、节奏、力度和频响范围等与宫内胎音尽可能合拍。

古典音乐适合胎教

古典音乐的复杂性及其模式有利于培养胎儿及婴幼儿的认知能力，有助于帮助他们随着年龄的增长学习有关数学、科学和语言方面的知识。

其次，在钢琴和交响乐中成长的胎儿及婴幼儿，有强烈的时间感和空间感，这有助于开发孩子在智力游戏、解决难题甚至进行科学实验中的潜力，也能锻炼婴幼儿的语言能力，因为音乐的节奏、音调和反复性能增强孩子的表达能力。

事实表明，接受古典音乐熏陶的婴幼儿学东西更快。

实施办法

★ 宝宝觉醒有胎动时进行，一般晚上临睡前比较合适。

★ 每次 10～15 分钟。

★ 通过音响直接播放。音响距离孕妈妈 1.5～2 米，强度在 65～70 分贝。忌用高频声音，避免出现 2000 赫兹以上的高频声音。播放时不要使用传声器，尽量降低噪音。

★ 音乐节奏宜平缓、流畅，不带歌词，乐曲的情调应温柔、甜美，以节奏舒缓的古典乐曲为佳。

★ 孕妈妈可以随着音乐表现的内容进行情景联想，保持心境平和。

★ 千万不能把音响直接放在腹壁上给宝宝听，避免高频音乐对胎儿听力的不良影响。

适合胎教的古典音乐

《第一号琴诺佩第》（萨替）：此曲速度和缓，以单纯的旋律反复多次，能够缓和情绪，适合作为胎教音乐。

《梦幻曲》（舒曼）：此曲是《儿时情景》中的第七首，曲风温馨感人，犹如回到母亲的怀抱。

《爱之梦》（李斯特）：此曲具有美丽爱情般的梦幻感觉，在情绪、速度各方面都相当适合做胎教音乐。

《月光奏鸣曲》（贝多芬）：这个乐章犹如水波荡漾，蕴含着幻想的气息，适合胎儿聆听。

《摇篮曲》（勃拉姆斯）：由大提琴改编的版本避免了刺激的高音域，以柔和的中低音域表现，缓和情绪，适合胎儿或刚出生的幼儿听。

《爸爸的歌》（朱利安·洛伊·韦伯）：此曲速度和缓，音乐唯美，展现了父亲柔美的一面，适合作为胎教音乐。

《第四号夜曲》（费尔德）：此夜曲以简短的音符描绘夜晚浪漫气氛，十分浪漫动人。

《鳟鱼》（舒伯特）：这首歌是描述鳟鱼在清澈的溪水中自在地游来游去，轻快旋律配上可爱歌词，器乐改编的版本比较适合用于胎教。

《浪漫曲》（韦尼奥夫斯提）：这首浪漫曲将19世纪末的浪漫气氛捕捉得极为传神，相当适合作为胎教之用。

《小夜曲》（波普）：大卫·波普的曲风优雅，音色变化极为丰富，这首小夜曲就是动人的一首。

《俄罗斯少女之歌》（史特拉汉斯基）：音乐中去除了原始、暴戾的气息，展现了古典时期的雅典，又融合了俄罗斯的民谣风味。

《羊儿可以安心地吃草》（韦巴哈）：此曲在和缓的节奏中传达了安详的气氛，相当适合胎儿与孕妇聆听。

四、
抚摸胎教，以触觉传递爱

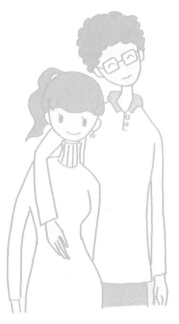

准妈妈或者准爸爸用手在孕妇的腹壁轻轻地抚摸胎宝宝，刺激胎宝宝的触觉，以促进胎宝宝感觉神经及大脑的发育。医学研究表明，孕4月，胎宝宝的第一次胎动开始出现，胎宝宝体内绝大部分细胞已具有接受信息的能力，能够通过触觉神经来感受体外的刺激，而且会作出逐渐灵敏的反应。以下介绍方法最好在每晚临睡前进行，此时胎动最频繁；时间不要过长，以免让胎宝宝过于兴奋影响准妈妈的睡眠。

来回抚摸法

在腹部完全松弛的情况下，准妈妈或者准爸爸用手从上至下、从左至右，来回抚摸。抚摸时动作要轻，时间也不要过长。

触压拍打法

触压拍打法相对于来回抚摸法要稍复杂一点：

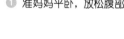

❶ 准妈妈平卧，放松腹部；

❷ 准妈妈或者准爸爸用手在腹部从上至下、从左至右来回抚摸，并用手指轻按然后抬起；

❸ 轻轻地按压和拍打腹部，给胎宝宝以触觉的刺激。

刚开始时，胎宝宝不会作出反应，但准妈妈要坚持地做下去。一般几个星期后，胎宝宝就会出现身体轻轻蠕动、手脚转动等反应。

每次5分钟即可，胎宝宝作出反应后，每次可延长至5～10分钟。同时，动作一定要轻柔。准妈妈要时刻注意胎宝宝的反应，如果感觉到胎宝宝用力挣扎或蹬腿，则说明他不喜欢，要立刻停止。

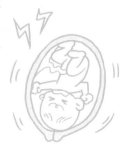

推动散步法

准妈妈平躺在床上，全身放松，准妈妈或者准爸爸轻轻地来回抚摸、按压、拍打腹部；也可以用手轻轻地推动胎宝宝，让胎宝宝在宫内"活动活动"。

此练习一定要在医生的指导下进行，如果练习不当，严重的甚至会引发早产。练习时动作要轻柔自然，用力要均匀适当。如果胎宝宝反应剧烈，要立刻停止，并用手轻轻抚摸腹部，让胎宝宝尽快平静下来。

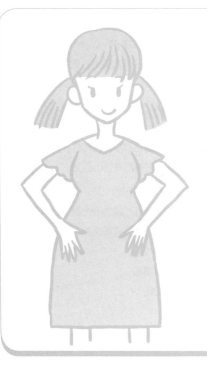

亲子游戏法

准妈妈或者准爸爸先用手在腹部从上至下、从左至右轻轻地、有节奏地抚摸和拍打，当胎宝宝给予还击时，再在胎宝宝给予反应的部位轻轻拍两下。一会儿胎宝宝就会再次还击，这时准妈妈可以改拍离原拍打位置不太远的地方，胎宝宝会很快再次在拍打的位置还击。如此反复几次。

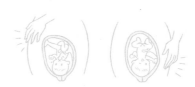

最好在每晚临睡前进行，此时胎动最频繁；时间不要过长，以免让胎宝宝过于兴奋影响准妈妈的睡眠。

五、语言胎教诉说爱

语言胎教即以语言手段来逐渐加强对胎儿的刺激和影响，激发胎儿的智力。包括两个方面的内容：日常性的语言胎教和系统性的语言胎教。据研究，4个月大的胎儿，脑已形成，会将声音当做是一种感觉。会开始用自己的耳朵，去倾听外界的、或来自母亲的声音。胎儿能敏锐地记忆母亲的声音，且母亲的声音，对胎儿有安抚心情的作用，200～1000赫兹的声音，和母亲说话的声音一致，胎儿不但听得清楚，而且觉得很舒服。为了便于开展语言胎教，孕妈妈最好给宝宝取个小名。

日常性语言胎教

随时进行，内容可灵活掌握。早上醒来以后，先抚摸一下宝宝，说声："宝宝！早上好。"闻到饭菜的香味，对宝宝说："宝宝，我们吃的菜真香，对不对？"

上下班途中，不妨将自己的所见所闻一一对宝宝描述，小心行事的心意也可以告诉宝宝："哦，宝宝，不要怕，我们靠右边慢慢走。"

散步时，把所看见的景色悉心地讲述给宝宝，让宝宝也领略大自然的美好。就寝前可以由准爸爸抚摸孕妈妈的腹部，并轻轻地爱抚胎儿，告诉他："宝宝，爸爸在叫你了，你听见了吗？"

让胎儿和爸爸妈妈可共同体验生活的节奏。宝宝出生后，再听到爸爸妈妈的呼唤，会感到熟悉和亲切，在新环境中不会感到紧张和不安，有利于心理的尽快适应，并促进语言能力发展。

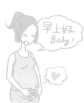

系统性语言胎教

指的是有选择、有层次地给宝宝阅读、朗诵文学作品，包括讲幼儿故事或读简单儿歌等。

◆ 阅读、朗诵文学作品

将优雅的文学作品以柔和的语言传达给胎儿，是培养孩子的想象力、独创性以及进取精神最好的方式，也可以使孕妈妈生活艺术化。

选择阅读能激发爱子之情的、意境优美的、情韵宁静的，有助于摆脱烦恼情绪、改善精神状态、有促进身心平衡作用的作品。童话、寓言、幼儿画册等都是好的选择。

过于缠绵悱恻的小说，即使思想性、艺术性都好，也不适宜。因为会加重思虑，耗费心力，不利于安胎。至于描写暴力、色情的小说，以及会引发恐惧、悲伤、愤恨情绪的，一概避免。

准爸爸的作用很重要

准爸爸的声音，不仅可使胎宝宝的记忆力迅猛增长，而且还能使准爸爸与胎宝宝及早地亲近，有助于日后建立亲密友好的父子（女）关系，为培养出性格良好的基础。此外准爸爸主动参加语言胎教，对孕妈妈也是一种关心和安慰，有利于增加夫妻感情。

准爸爸讲话时，与孕妈妈保持50厘米以内的距离，利于把说话的感情和眼神传递给宝宝。一开始，要以柔和、平缓的语调与宝宝交谈，要避免一下子发出很大的声音，使宝宝受到惊吓。

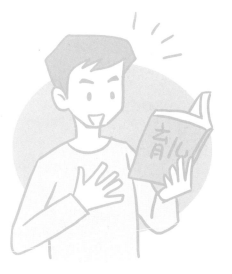

◆ 讲故事

找一个自己感到舒服的姿势，把腹内的宝宝视为一个大孩子，集中精力，用和缓亲切的语言讲述。一定要绘声绘色，把感情倾注于故事的情节中，通过语气、声调的变化使宝宝了解故事是怎样展开的。

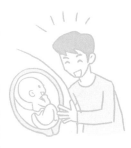

◆ 念儿歌、读短诗

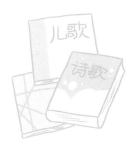

轻快活泼的儿歌和短诗，读起来清新悦耳，富于文学趣味，而且蕴涵高尚纯洁的情感追求，对怡情养性、促使宝宝心灵健康成长有很好的作用。这些儿歌和短诗还有很好的节奏感，可以促进宝宝韵律感的发育。

Tips

现代医学证实，胎儿确有接受教育的潜在能力，主要是通过中枢神经系统与感觉器官来实现的。孕26周左右胎儿的条件反射基本上已经形成。在此前后，科学地、适度地给予早期人为干预，可以使胎儿各感觉器官在众多的良性信号刺激下，功能发育得更加完善，同时还能起到发掘胎儿心理潜能的积极作用，为出生后的早期教育奠定下良好基础。

六、
光照胎教，光与影的传奇

胎儿的视觉较其他感觉功能发育缓慢。胎儿的眼睛视网膜在 4 周大时即形成，视力在怀孕第 7 个月左右就会产生。但胎儿并未张开眼去看，而是透过母亲来区别黑夜或白昼。孕 27 周以后胎儿的大脑才能感知外界的视觉刺激；孕 30 周以前，胎儿还不能凝视光源，直到孕 36 周，胎儿对光照刺激才能产生应答反应。

配合宝宝的作息时进行

胎动明显时，说明宝宝是醒着的，可以做光照胎教；在宝宝睡觉时则不宜进行光照胎教。

经过与宝宝长时间的相处，准妈妈对宝宝的作息规律自然了然于胸，配合宝宝的作息时间也容易。

当然也有作息不太规律的宝宝，准妈妈就要细心体察了。

结合其他胎教法进行

一边播放胎教音乐一边进行，在照射的同时准妈妈可以和胎儿对话。如，妈妈一边用手电筒的微光照射腹部，一边告诉胎儿："宝贝，这是手电筒发出的光，你感觉到了吗？它好玩儿吗？"效果更佳。

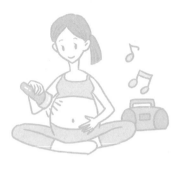

实施办法

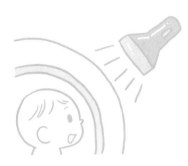

手电筒适合作为光照胎教的工具，因为光芒弱光，当光线透过孕妈妈的腹壁进入子宫，羊水会由暗变红，而红色正是小宝宝比较偏爱的颜色。

怀孕 24 周时，可以每天在胎儿觉醒时用手电筒照射孕妈妈腹部胎儿方向，每次 5 分钟左右，以利胎儿视觉的健康发育。结束前可以连续关闭、开启手电筒数次。

勿用强光照射刺激，照射时间勿过长。

Tips

每次在做胎教时，准妈妈可以把胎儿的反应详细记录下来：胎动的变化是怎么样的？增加还是减少了？胎儿是怎么动的？经过一段时间的记录和持之以恒的胎教训练，孕妈妈就可以知道胎教是否对胎儿有效，胎儿对固定的胎教内容是否建立起固定的、有规律的反应。

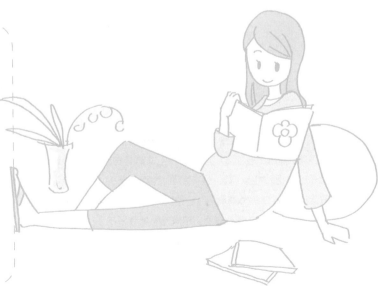

七、
美育胎教：让胎宝宝感受美的魅力

要对胎宝宝进行美育胎教，先应该学一些美学知识。孕妇学点美学知识，不仅能提高审美能力，培养审美情趣，美化人的内心世界，还能陶冶情操，改善情绪，使胎宝宝能置身于美好的内外环境中，受到"美"的熏陶。

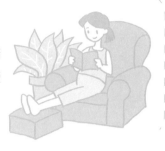

三种美育胎教

◆ 编织

编织工艺是孕妇妊娠期极好的一项活动。管理和支配手指活动的神经中枢在大脑皮层所占的面积最大，手指的动作精细、灵敏，可以促进大脑皮层相应部位的生理活动，提高人的思维能力。

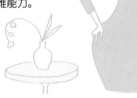

◆ 剪纸

剪纸也是一种艺术胎教。准妈妈可以先勾轮廓，而后再剪。剪纸内容可以与宝宝有关，比如胖娃娃，或孩子的属相，如猪、狗、猴、兔等，也可以是一些喜庆的主题，如"双喜临门"、"喜鹊登梅"等，还可以剪自己喜欢的任何东西。不用担心剪得好不好，因为没有人会关注你剪得好不好，重要的是在剪纸的同时，你向胎宝宝传递"美"的信息、传递深深的"爱"意。

◆ 绘画

画画具有和音乐一样的效果，也是美育胎教的内容之一。心理学家认为，画画不仅能提高人的审美能力，让人产生美的感受，还能通过笔触和线条，让人释放情感，进行心理调适。准妈妈可以持笔临摹美术作品，也可随心所欲地涂鸦，只要自己觉得是在从事艺术创作，感到快乐和满足，就可以画下去。

有的准妈妈会说，我不会画画，怎么用绘画进行美育胎教呢？其实不必有如此顾虑。准妈妈绘画的目的不是画画，而是心理调适，是提高审美能力。所以，准妈妈不必在意自己是否画得好，只要自得其乐即可。比如临摹一些儿童画，看看自己的笔下有没有童趣和稚拙感。通过这些，准妈妈就会步入儿童的世界。

准妈妈在画画时最好同时向肚子里面的宝宝解释画的内容，告诉宝宝自己的心情和感受。

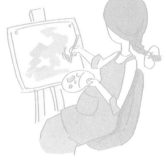

古代的美育胎教

汉代刘向的书中提到了周文王的母亲"不视恶色,耳不听淫声"、"食不邪味"、"夜则令瞽人诵诗",并且常常静坐着观看美玉,特别注重美育的经验。宋代陈自明在他的书中说:"欲子美好,玩白玉,观孔雀。"意思是说想要孩子长得美丽漂亮,就常常把玩白玉、观看孔雀。他认为美玉的柔嫩性质会使观看的人情绪变得温柔美好,美玉的晶莹剔透会使人产生清明感;孔雀美丽大方,其羽毛灿烂缤纷,看了能使人兴奋欢喜,这样的美的情怀和对美的感悟会潜移默化地影响胎宝宝,使他不仅长得美长得端庄,对美也会有天生的感悟能力。这里体现的就是中国古代的美育胎教法。

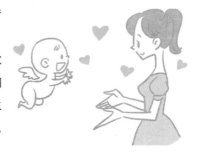

四种美育胎教方法

◆ 欣赏名画

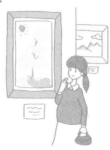

孕妈妈可以选择自己喜欢的画,与胎宝宝一起欣赏,以启迪胎宝宝对艺术的感觉和共鸣。

◆ 画出想象中胎宝宝的脸庞

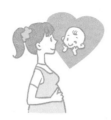

宝宝会像夫妻中的谁多一点?可以和丈夫一起想象一下,然后画出来。这个过程中,宝宝会感受到你们的爱。

◆ 一边画画,一边向胎宝宝说画的内容

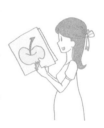

画画时,孕妈妈可以在画的过程中向胎宝宝说明画的内容。通过这一过程,将会给胎宝宝许多有益的刺激。孕妈妈想象一下吧,和自己的孩子一起绘画,心情多好。

◆ 向胎宝宝讲述画册内容

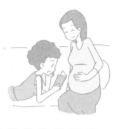

这种方法可以在妊娠晚期进行。这时候身体臃肿,画画很艰难,看画展更是累,于是舒适地躺着翻阅画册是很好的胎教。

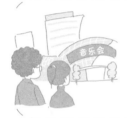

Tips:美育胎教中的音美、色美、行美

音美是音乐胎教,行美是指孕妇美的言行举止。色美指孕妇通过欣赏一些有美感的绘画、书法、雕塑作品及戏剧、舞蹈、影视等文艺作品,接受美的艺术熏陶。观赏大自然的优美风光,把内心感受描述给腹内的胎宝宝也是色美胎教之一。

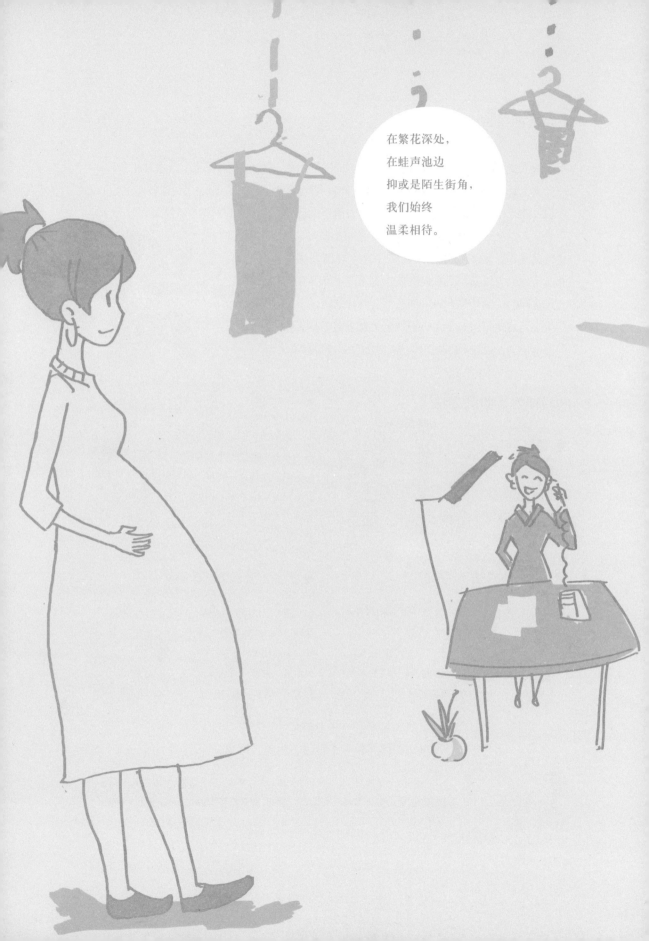

在繁花深处，
在蛙声池边
抑或是陌生街角，
我们始终
温柔相待。

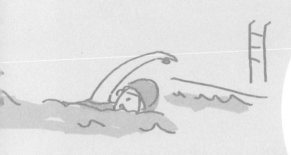

Chapter 13

快乐孕期
快乐享

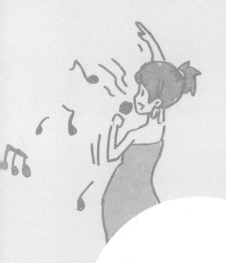

孕期准妈妈的言行举止，情绪心理尤其重要。有的妈妈并没有特别实施胎教，只是孕期非常轻松愉快，孩子出生后也特别聪明伶俐。所以，请轻松愉快地度过孕期吧！

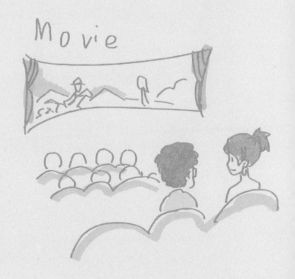

0～1月

准妈妈要经常散步，听舒心乐曲，调节早孕反应，避免繁重劳动和不良环境。准爸爸应体贴照顾妻子，主动承担家务，常陪妻子消遣。做到居室环境干净整洁，无吵闹现象，不过量饮酒，不在妻子面前抽烟，节制性生活。

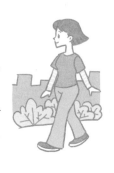

1～2月

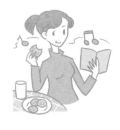

准妈妈要散步、听音乐，做孕妇体操，避免剧烈运动，不接触狗猫等宠物，净化环境，排除噪音，保持情绪稳定，制怒节哀，无忧无虑。准爸爸需停止房事，以防流产；主动清理妻子的呕吐物，关心妻子饮食状况，及时为妻子配制可口的饭菜。

2～3月

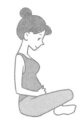

准妈妈要听欢快的乐曲，要为胎儿做体操：早晚平躺在床上，放松腹部，手指轻按腹部后拿起，每次5～10分钟。这段时间容易流产，因此，准妈妈要停止激烈的体育运动、体力劳动、旅行等，日常生活中要避免过度劳动，注意安静。

3～4月

准妈妈要多听音乐或哼唱自己喜欢的歌曲，要做胎儿体操。准爸爸可将报纸卷成筒状与胎儿轻声说话或念一些诗文。同时，丈夫妻子多看一些家庭幽默书籍，活跃家庭气氛，增进夫妻情趣。这个时期，孕妇身心愉快，胎内环境安定，食欲突然旺盛。此时，胎儿进入急速生长时期，需要充分的营养，多摄取蛋白质、植物性脂肪、钙、维生素等营养物质。

4～5月

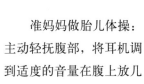
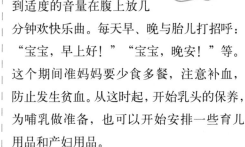

准妈妈做胎儿体操：主动轻抚腹部，将耳机调到适度的音量在腹上放几分钟欢快乐曲。每天早、晚与胎儿打招呼："宝宝，早上好！""宝宝，晚安！"等。这个期间准妈妈要少食多餐，注意补血，防止发生贫血。从这时起，开始乳头的保养，为哺乳做准备，也可以开始安排一些育儿用品和产妇用品。

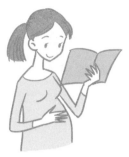

5～6月

准妈妈帮助胎儿做运动：晚8时左右孕妇仰卧在床上放松，双手轻轻抚摸腹部10分钟左右，增加与胎儿的谈话次数，给胎儿讲故事、念诗、唱歌、哼曲等。每次开始前，叫胎儿的乳名，时间1分钟。这个月孕妇要充分休息，睡眠充足，最好中午睡1～2小时。

6～7月

准妈妈坚持帮助胎儿运动，给胎儿讲画册、色彩及动物形象、动物运动和性格特点。准爸爸多陪妻子散步、做操、听音乐、看电视（但不要看刺激性太强，情节太激烈的）、会朋友、看书画展、玩轻松活泼的游戏等，以减轻压力、增加愉悦。

7～8月

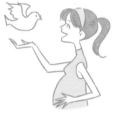

准妈妈持续帮助胎儿运动，多与宝宝沟通，随时告诉宝宝一些身边的有趣的事情，并告诉宝宝："你快要出生了！"，"你将降生在一个和谐、幸福的家庭"。

8～9月

准爸爸准妈妈要帮助胎儿运动，与胎儿一起欣赏音乐，较前几个月胎教时间可适当延长，胎教内容可适当增加。孕妇要少吃多餐，以多营养、高蛋白为主，限制动物脂肪和盐的过量摄入，多吃富含微量元素和维生素的食物。

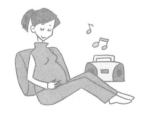

9～10月

在各种胎教活动正常进行的同时，孕妇应适当了解一些分娩知识，消除恐惧心理，保持愉快的心态。养精蓄锐，避免劳累，练习用力、松弛的方法，为分娩做准备。

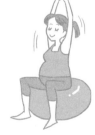

二、
呼吸法让孕妈妈平心静气

孕期，不论是生理和心理的变化，还是生活习惯的调整，孕妈妈的变化都是最大的。这一时期的早孕反应常常令身体不适，孕妈妈的情绪在几秒中之内，从极度兴奋跌落到异常沮丧，并不令人意外。

不良情绪的来源

1 怀孕反应

厌恶怀孕的孕妈妈大多会孕吐并伴随体重减轻。如果孕妈妈性格外露，心理和情绪变化大，还会发生剧烈孕吐和其他反应。社会因素和家庭因素也会影响孕妈妈的情绪导致强烈的孕吐反应。如单位是否有照顾政策、工作量大小、丈夫和公婆对孩子性别的期待、丈夫对怀孕的参与程度等。

3 害怕自己当不好妈妈

担任一个新角色前，不少人都会怀疑自己的能力。想想你那些干得漂亮的事，你会把一切都处理好的。从现在开始作准备，一点都不晚。

2 担心胎儿健康

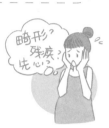

因为做了在怀孕时不建议做的事，比如服药、烫发等，耿耿于怀。这时想想你周围的人，是不是很多宝宝都很健康可爱？是不是绝大多数的宝宝都没什么严重缺陷？有害的其实是你的胡思乱想，只要放松心情，宝宝一定会健康出生。不妨把担忧告诉医生，由医生来判断。

情绪调节，全家努力

孕妈妈的不良情绪本身对胎儿的影响很大。家人应和孕妈妈一起努力，帮助孕妈妈调节情绪，保持好心情。

准妈妈的好心情	
	家人不做可能使孕妈妈猜疑的言行
	孕妈妈豁达，不斤斤计较
	家人多宽慰
	孕妈妈不钻牛角尖
	丈夫关心和照顾

两种坐式呼吸静心法

呼吸法是瑜伽的基本训练内容之一。虽然只有很简单的三步，但孕妈妈只要坚持练习，就会收获平和的心境。

第一种

1 双脚相对而坐，双手自然放在脚踝处抓住脚踝，低头，闭上眼睛，两肩向背部拉直。

2 伸展背部肌肉的同时，抬头，吸气。

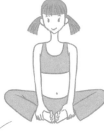

3 吐气，恢复准备姿势。当然，脚也可以交叉而坐。

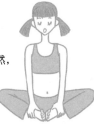

第二种

1 两脚相对而坐，全身自然放松，双手自然下垂，置于身体后侧。

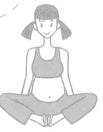

2 屈膝，抱住大腿根部，慢慢吸气。

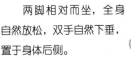

3 头部微微后仰，慢慢吐气。重复第二步和第三步，5~8次。

Tips：怀孕也会影响丈夫的情绪

丈夫可能会担心经济问题、你们今后的关系、他能否成为一个好父亲，等等。他也需要一段时间来适应怀孕带来的生活改变。夫妻双方就怀孕本身感受的交流和彼此之间的体贴非常重要。作为妻子，假如您的丈夫不能很快适应父亲角色的转换，陪你出席一些孕妇活动，请体谅他。大多数男人只有在B超下看到胎儿或者感觉到胎儿的活动后，才能会做出您希望的反应。

天然面料

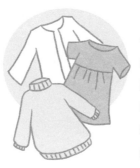

怀孕期间孕妈妈的皮肤变得敏感且易出汗。选择天然面料（如纯棉、羊毛、亚麻等）的衣物是购买孕妇装不变的原则。一般夏季孕妇装以棉、麻织物居多；春秋季以平纹织绒织物、毛织物、混纺织物及针织品为主；冬季则是各种呢绒或带有蓬松性填充料的服装。

调节性好的款式

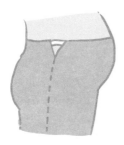

怀孕后肚子的尺寸和体重的增长程度是未知的，所以选择调节性好的款式可以为即将迅速膨胀的未来体态准备足够的空间。像腰带可以伸缩、有弹性的裤子或裙子都是不错的选择。宝宝出生以后，新妈妈不会马上就能穿上以前的旧衣服，体形一般需要3～4个月的时间进行调整。这段时间，怀孕早期买的衣服会很合适很应季。

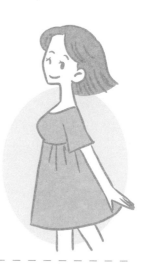

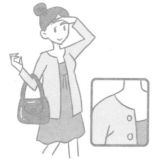

怀孕期间，孕妇的代谢率会比以前加快20%，当其他人都在发抖的时候，孕妈妈却可能感觉热。衣服能叠穿，就可以多穿几层衣服，在热的时候可以方便脱。比如T恤加开衫叠穿，外套加高领羊毛衫叠穿。

能叠穿的衣服

易于打理，不妨碍胎儿的生长

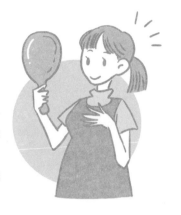

柔软的、透气性强、免烫、易于打理的衣服会更轻松。

孕妈妈选择孕妇装时应在宽大舒适、透气性良好、吸汗力强、防暑保暖与穿脱方便的前提下，结合个人喜好来选择颜色与款式。避免选择会影响宝宝生长发育的紧身衣服，如紧的腰带或束腹腰带，或者有松紧的短袜或长袜，这些都会妨碍胎儿的生长发育。

外出穿戴

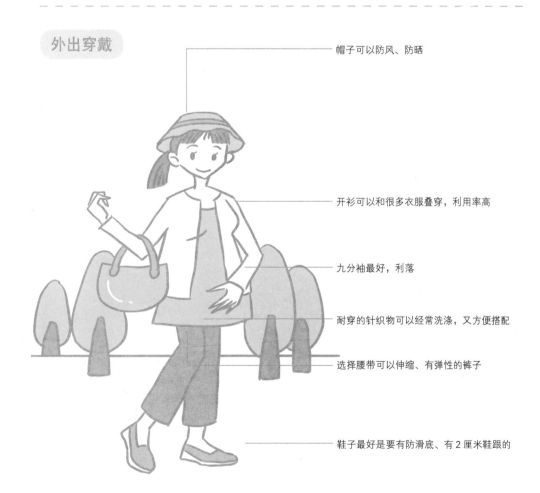

帽子可以防风、防晒

开衫可以和很多衣服叠穿，利用率高

九分袖最好，利落

耐穿的针织物可以经常洗涤，又方便搭配

选择腰带可以伸缩、有弹性的裤子

鞋子最好是要有防滑底、有2厘米鞋跟的

挑选鞋子

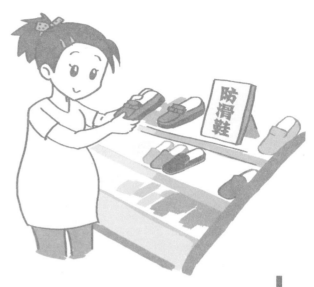

鞋子有足够的空间吗？有足够空间的鞋可以避免出现令人疼痛的鸡眼和拇指囊肿。方头鞋比尖头鞋空间大。

是宽跟还是低跟？一双样式简单的、低跟、粗跟的鞋能更好地支撑孕妈妈日益增重的身体。

能为脚腕提供支撑吗？试穿鞋的时候，在商店里来回走走，如果脚从鞋里出来，表明这双鞋不能提供足够的支撑力。

鞋底是不是橡胶的？橡胶鞋底对膝盖和背部具有减震作用。

防滑。孕妈妈腹部的隆起导致重心发生改变，还有体重的增加，走路时腿和脚的压力也随之大了许多，穿一双不合脚的鞋会倍感疲惫。防滑鞋底在走路时能够提供一定的摩擦力和支撑力。因此孕妈妈可以选用带有防滑底的鞋，以免雨天或遇到水渍时滑倒。

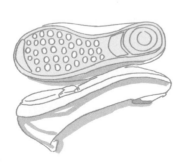

2厘米的跟。孕妈妈在选购鞋时，除了讲究舒服、保暖外，还要考虑脚弓的需要。许多孕妈妈怀孕后会选择平底鞋，但是穿平底鞋走路时，一般是脚跟先着地，不能维持脚弓吸收震荡，并且容易引起肌肉和韧带的疲劳及损伤，相对而言，选择后跟2厘米高的鞋比较合适。

经济选择建议

如果孕妈妈不想在孕妇装上花费太多，还可以考虑下面的建议。

1 只买少量从怀孕到喂奶时都可以穿的衣服，然后买一些价钱不高、颜色不同的T恤搭配，不仅可以变换不同搭配，而且要比买两套不错的套装少花很多钱。

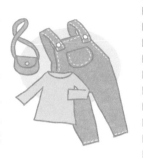

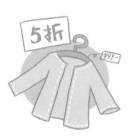

2 穿大一点的衣服：尽管大一号的衣服穿上去不像孕妇装那样合适，但是却可以减少花销。

3 到折扣店或者打折旺季时再买衣服。

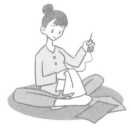

4 如果擅长做一些针线活儿，可以自己动手为自己做衣服。

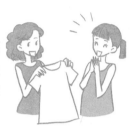

5 跟那些有孕妇装但现在不需要的朋友或亲戚要或者借她们的衣服。

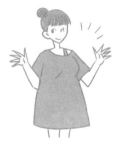

6 搜罗老公的衣柜：如果老公比较高大，穿他的衣服就不用花钱。

Tips：怀孕后如何选择袜子

怀孕时不宜穿一般的袜子，尤其是紧口袜不能穿。特殊设计的袜子能够有效防止静脉曲张，并具有一定的保健功效。可以选择专为孕妇设计的袜子。这些袜子有连裤袜、半筒袜及全弹型、治疗型等多种款式可以选择。

半筒袜适于孕后期，大腿过肿无法穿裤袜时穿，有利于促进血液的回流。而连裤袜则在臀部加强了提臀织法、大腿防扩张弹性压力织法及小腿至脚面处加强回流织法。加压弹性长袜能最大限度地减轻脚和脚踝的肿胀。早上起床之前，以及血液流向腿部之前穿上加压弹性长袜，有助于最大限度地减少患静脉曲张的危险。在乘车或坐飞机时穿上它，也有助于预防血液循环方面问题。

孕期新陈代谢旺盛，孕妈妈的皮肤会发生微妙变化，有的变得红润有光泽，有的却变得黑暗、粗糙，还有的变得油腻、多汗。

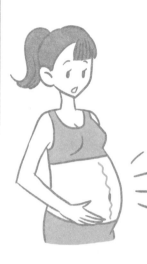

解决色素沉着需要时间

大多数孕妈妈在怀孕期间，都会肤色变深，特别在乳头、乳晕及外生殖器等部位。原本就已存在的痣与雀斑，也会更加明显。随着怀孕时间的推移，大多数孕妈妈还会发现自己的腹部正中以下，有一条深色的垂直线，宽度能达到 1 厘米，经常会贯穿肚脐。这是由于随着宝宝的发育，腹部肌肉拉伸分离造成的腹部皮肤色素沉着。

对策

◆ 这是激素变化的缘故。胎儿出生之后，就会逐渐地淡化直至消失。但是也有一些孕妈妈并不会完全消失，过了很长时间才慢慢变浅。

预防妊娠斑

超过 50% 的女性在怀孕后期，会出现面部的色素沉着，就是妊娠斑。妊娠斑的出现也与孕妈妈体内各种内分泌活动增加而导致的黑色素细胞增加有关。

对策

◆ 出门注意防晒，阳光最烈的时候不出门。

◆ 涂防晒霜，戴帽子或打伞防止阳光直接照射。

◆ 多吃水果、蔬菜，摄取足够的维生素 C，少食辛辣食物。

◆ 保证充足的睡眠和规律的生活。

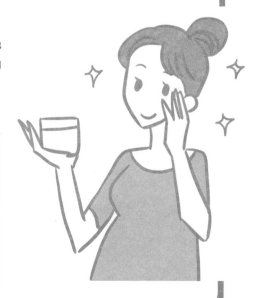

皮肤多汗勤清洁

孕期新陈代谢快，皮肤会变得较为湿润。有些孕妈妈因此显得肤色红润、细腻、容光焕发；有些孕妈妈却面部变得油腻、粗糙，多数超重的孕妈妈会出现这样的情况。

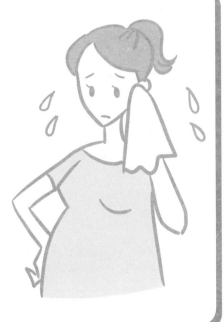

对策

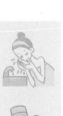

◆ 注意皮肤清洁。

◆ 多饮水，适当活动，控制体重的增长。

◆ 根据个人皮肤变化的特点，选用合适的护肤用品，可改善皮肤状况。

预防妊娠纹

◆ 从怀孕 3 个月开始到生完后的 3 个月内坚持腹部按摩。按摩时使用专业的母婴系列防妊娠纹的按摩霜或按摩油。

◆ 如果孕妈妈怀孕之前经常进行腹部肌肉锻炼，腹肌的弹性良好，可能没有妊娠纹。

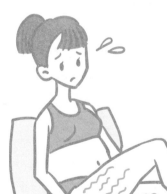

高达 90% 的孕妈妈怀孕后期，会在腹部、大腿内侧、乳房或臀部，出现粉红至暗红色的萎缩性条纹，这就是妊娠纹。妊娠纹是一种生理变化，不损害健康，有的孕妈妈会发痒。妊娠纹一般发生在孕中、晚期。分娩后，由紫红色转变成白色，并渐渐变淡，不会完全消失。再次妊娠时妊娠纹也是白色的。

远离皮疹和瘙痒

在孕期，由于激素水平提高和皮肤被拉伸，皮肤会变得敏感脆弱，因而孕妈妈在接触一些平常不会被影响的物质时会反复出现暂时性的、没有明显缘由的皮疹和瘙痒。肥皂和清洁剂可能会突然引起刺激，像湿疹那样的疾病也许会加重，甚至对阳光照射也可能会变得比以往更加敏感。

对策

 ◆ 尽量搞清楚是什么刺激了皮肤，是洗衣粉还是用的香水？减少接触刺激源。

◆ 避免搔抓止痒，防止引发感染。

 ◆ 做好防晒和保湿。穿纯棉的衣物，并勤洗勤换。

 ◆ 洗澡水温不要过高，不要使用碱性肥皂使劲擦洗。

 ◆ 少吃辣椒、生姜、生蒜等刺激性食物。海鲜能加重皮肤瘙痒，摄入适量。

 ◆ 调节情绪，放松心情。精神紧张、情绪激动，会加重瘙痒。

Tips

症状轻微时，使用半干的冷毛巾进行冷敷，可以缓和皮肤瘙痒。

如果孕妇皮肤瘙痒得很厉害，皮肤看起来发黄或尿的颜色比平时深，那有可能是出现妊娠肝内胆汁淤积症的一个信号，必须去医院就诊。这种情况往往出现在孕晚期，大约1000个孕妇中会有1人患病。医生通过验血能确诊是否为上述病症。

Tips：为什么怀孕后会有黑头和粉刺

怀孕时激素水平增高会刺激皮脂（让皮肤保持弹性的油）分泌，致使皮脂分泌过多而堵塞毛孔，导致黑头粉刺的出现。要减少黑头和粉刺，孕妈妈可以定期用温和的洁面用品进行清洁。洗脸后可以不用毛巾，而改用手把脸拍干的方法让皮肤保持清新和洁净，以减少对粉刺的刺激。另外，孕妇千万不要使用粉刺霜，除非医生建议。

孕期化妆保湿为主

　　不管哪种皮肤，孕妈妈护肤都要以保湿为主，建议孕妈妈选择质量有保证的，无防腐剂、色素、香料、化学药品成分、低酒精的天然化妆品，切忌用碱性的洁面产品和增白祛斑的化妆品。

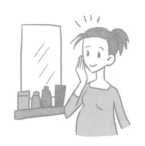

孕期化妆三不宜

不宜涂口红

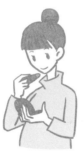

　　不涂口红是最安全的。如果孕妈妈觉得嘴唇干燥，可以选择纯天然的婴儿润唇膏滋润嘴唇。必须要用口红时，请选择天然优质的口红。

不宜染发、烫发

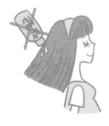

　　大多数染发剂中的化合物，有致癌作用。而且孕中期以后孕妈妈的头发脆弱，易脱落，烫发会加剧头发的脱落。

不宜涂指甲油

　　指甲油含有一种名叫邻苯二甲酸酯的物质容易引起流产及生出畸形儿。

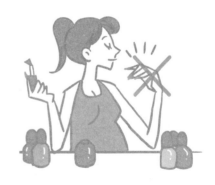

Tips

　　怀孕后去医院做定期产前检查不要化妆，化妆品会掩盖孕妇的脸色，影响医生的正确判断。

孕中期是最佳旅行时间

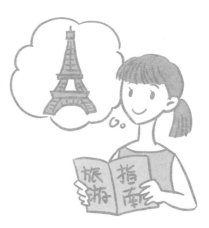

怀孕4～6个月，剧烈的妊娠反应已经过去，孕妈妈已大致习惯孕期生活，有余力体会旅游的愉悦；行动既不似孕初期必须有所顾忌，而且沉重的大腹与腿脚肿胀尚未出现，对旅游辛劳有一定承受能力；同时，胎宝宝的成长亦逐渐稳定，是安排孕期旅行的黄金时间。

孕妈妈可以在这个时候安排短途旅行。否则孕晚期由于濒临生产时刻，运动量大、太劳累可能导致早产；等到宝宝出生，晋升新妈妈又得每天忙碌地照顾宝宝，就更难有空暇了。

请安排短途旅行

长途旅行不适宜孕妈妈：

❶ 不论交通工具是飞机还是车船，都需要长时间的旅行颠簸。孕妈妈不仅身体活动减少，而且必须长时间保持一种姿势。"旅行"带来的往往是疲惫，影响孕妈妈正常休息，导致孕妈妈心情烦躁，从而影响腹中宝宝。

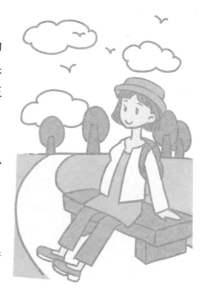

❷ 旅途条件有限，孕妈妈要经常站立和坐卧，这势必在一定程度上影响静脉血回流而造成下肢水肿。

❸ 车船里人员集中，孕妈妈所处环境难免空气混浊，致病菌多。而限于条件，孕妈妈不可能像家中那样随意清洗和保持卫生，这将直接对孕妈妈的身体和精神造成危害，进而影响宝宝的生长发育。

制订合理出行计划

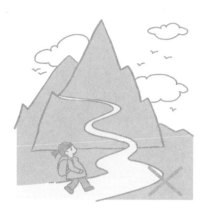

◆ 避免去人多杂乱、道路不平的地方，选择短途且轻松的路线。高山、河边等野外旅游地点不适合孕妇前往。孕妇肚子膨大，在这些地点行走会增加困难度。而且，这些地点多半离市区较远，若有突发状况也难以马上就医。

◆ 应以地势平坦、交通便利、医疗条件方便的地方为主，并且要做定点旅游，而不是到处走马看花。如此既能省去舟车劳顿之苦，若有突发状况也能马上就医。像逛名胜古迹、博物馆、美术馆或是平原风景区都相当适合孕妇。

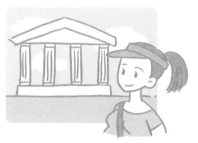

◆ 出发前查明到达地区的天气、交通、医院等，若行程难以计划和安排，且有许多不确定因素，则不去为好。

◆ 行程上留出足够的休息时间，保证充分的休息和睡眠。即使身体的状况很好，孕妈妈也切记不要让自己和胎儿太劳累。

◆ 采用能自我控制行程的自由行方式，尽量避免跟随团队观光旅行。

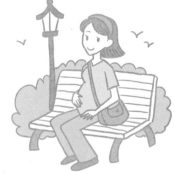

◆ 国内旅游又较国外旅游来得方便。不论是医疗、语言、交通都不受限，若真有突发状况发生，也能得到及时处理。

需有人陪同旅行

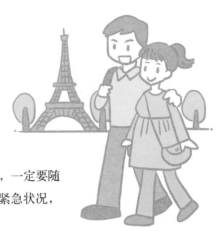

不宜一人独自出门，最好是由丈夫、家人或好友等熟悉的人陪伴前往，不但使旅程变得更为愉快，而且随时随地有人照顾，一旦感觉劳累或不适，可以及时处理。

万不得已必须单独旅行，特别是出国旅行时，一定要随身携带怀孕状况及紧急联络人等资料，一旦出现紧急状况，救护人员能够及时掌握你的情况。

衣食住行多注意

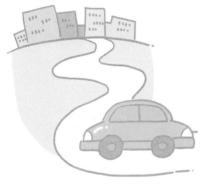

衣：以穿脱方便的保暖衣物为主，还可以带上帽子、外套、围巾等，以预防感冒；若所去地区天气炎热，防晒伞、防晒霜不可少；平底鞋、托腹带、弹性强的袜子可帮助减轻疲劳带来的不适；多带一些纸内裤可以应急。

怀孕会加重循环系统的负担，容易导致孕妇静脉曲张和血栓症。尤其是长时间坐飞机，这种危险更大，要穿舒适宽松的棉袜。最好穿布鞋、旅游鞋或休闲鞋，能减轻旅行疲劳。到宾馆后换上拖鞋，让腿脚及时放松。

食：考虑到各种营养需求，不可大幅度地改变饮食习惯与饮食结构。避免吃生冷、不干净或没吃过的食物，以免造成消化不良、腹泻等突发状况；奶制品、海鲜等食物容易变质，若不确定质量不要吃；多喝开水，多吃水果，防止脱水和便秘。如果对当地水质不放心，最好喝瓶装水。

住：避免前往海岛或交通不便的地方，不去蚊蝇多、卫生差的地区，传染病区更不合适孕妈妈前往了。

行：不宜乘坐颠簸较大、时间较长的长途汽车、摩托车或快艇，尽量坐火车或飞机。如果自驾游，最好一两小时停车一次，下车活动活动四肢，有助于促进血液循环。坐车、乘飞机系好安全带，落座前找好洗手间的位置，孕妈妈憋尿是没有好处的。登山、走路皆宜量力而为。

适宜缓和运动

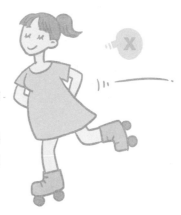

　　太刺激或危险性高的活动不可参与。例如：过山车、自由落体、高空弹跳等。有身体接触的运动和那些可能会摔倒的运动也不适合孕妈妈，如滑雪、溜冰、骑马、潜水、滑水或冲浪。水上乐园里的滑水道和许多惊险刺激的游乐项目（如过山车、摩天轮等）同样有危险。不仅仅是摔倒了才有危险，任何有可能伤到肚子的活动，都应该避免。

随时注意身体状况

　　旅途中，若感觉疲劳请稍事休息；若有任何身体不适，如阴道出血、腹痛、腹胀、破水等，应立即就医。如果孕妈妈有感冒、发烧等症状，也应该及早去看医生。总之，不要轻视身体上的任何症状而继续旅行，以避免造成不可挽回的损失。

　　除了携带平时必备的旅行用品外，孕妈妈还应该带上产前检查的病历与资料、保健卡以及平时做检查的医院和医师的联络方式，以备不时之需。

Tips

　　身体非常健康，过去没有流产、早产的经验，这次的妊娠经过又没有异常的话，基本上是可以旅行的。但是，妊娠有很多个体差异，不可盲目判断，一定要和主治医师商量。

　　患有心脏病、肾脏病、高血压、糖尿病、妊娠中毒症等既往疾病的人，或者曾经有过流产、早产经历的人，被诊断有子宫颈闭锁不全症、多胎妊娠、羊水过多症、子宫肌瘤的人，因为有流产、早产的忧虑，还是避免旅行较好。

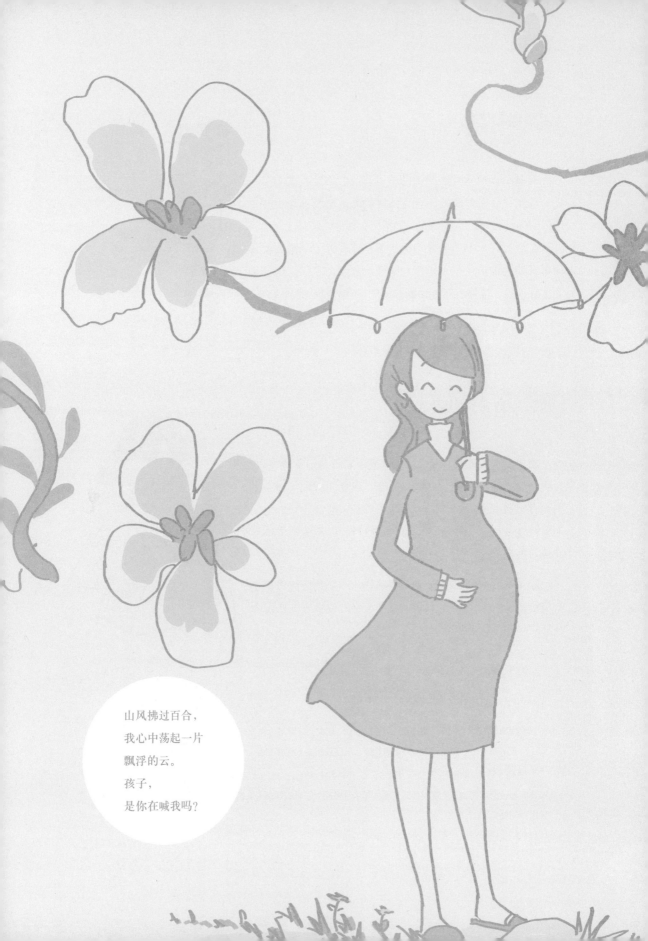

山风拂过百合，
我心中荡起一片
飘浮的云。
孩子，
是你在喊我吗？

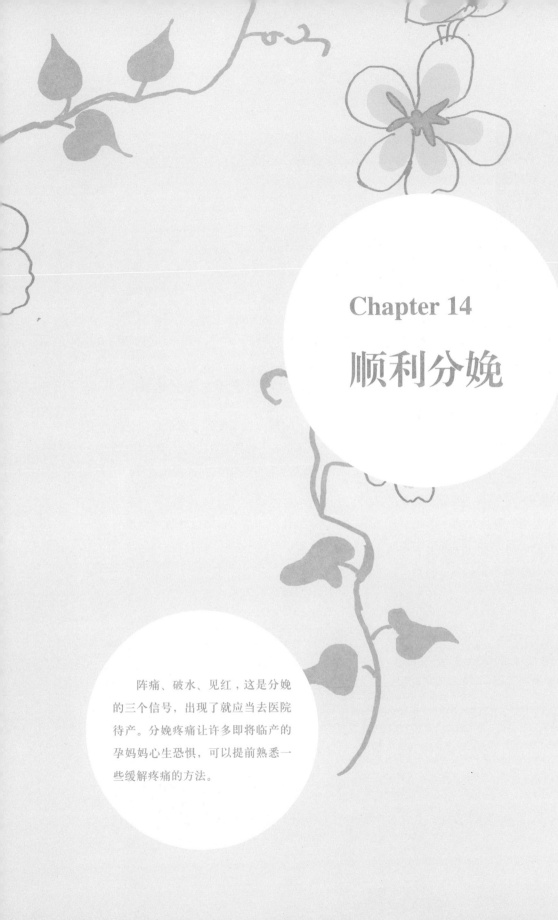

Chapter 14

顺利分娩

阵痛、破水、见红，这是分娩的三个信号，出现了就应当去医院待产。分娩疼痛让许多即将临产的孕妈妈心生恐惧，可以提前熟悉一些缓解疼痛的方法。

一、入院分娩的准备工作

一旦出现分娩前兆，产妇和家人往往比较惊慌，立刻就想去医院。为了避免过度紧张，孕妈妈和家人不妨先做好入院前的准备工作。

充分了解分娩医院

分娩医院的急诊室在哪里，挂号需要什么证件，办理住院需要哪些手续，各科室的分布如何，需要交纳多少押金，这些都要在前期打听清楚。

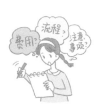

备好待产包

待产包一定要提前收拾好，一旦需要入院，拎起包就可以走了。

待产包应该分两个包，一个包放产妇要用的物品，一个包放新生儿要用的物品。产妇要用的物品入院时就要拎上，而新生儿的物品可以产后再由家人带来。

产妇物品

◆2套内衣◆1双拖鞋（冬天要选择能包住脚后跟的棉拖鞋）◆2双袜子◆帽子（防止头部受风）◆1件方便穿脱的外套（在病房外活动会用到）◆2件哺乳文胸◆1个吸奶器◆卫生巾（夜用4包，日用2包）◆1包看护垫（防止产后恶露弄脏床垫，有的医院会提供）◆1包一次性内裤◆纸、湿纸巾◆喝水杯、吸管、餐具◆红糖◆洗脸毛巾、洗脚毛巾、洗脸盆、洗脚盆◆牙具、洗浴品、护肤品◆产后束腹带（如果是自然分娩，产后第二天就可以使用）◆简单的零食（最好带高能量的巧克力，偶尔饿了可以补充能量）◆小记事本、笔◆手机及充电器◆零钱◆随身听或者MP3（可以缓解紧张的情绪、放松心情）

入院前先洗澡，充分进食

出现分娩前兆时不要慌乱，先冷静地准备东西。如果没有破水，可以从容地洗一个澡。因为进了医院洗澡就比较费劲儿了。

分娩是一件非常耗力的事，必须有充足的体力作后盾，所以就算阵痛很强烈，也要尽可能地多吃一些食物。

Tips

相关证件如夫妻双方身份证、结婚证、健保卡、挂号证等，事先集中存放于容易取拿又不易掉落的地方。医院会给新妈妈和新生儿准备一些物品，但各个医院又有区别，最好提前打听清楚，以免多带用不上的物品。

新生儿物品

◆和尚领内衣◆包单◆帽子◆抱被（出院时包裹宝宝要用到，可以根据季节选择厚薄）◆纸尿裤◆婴儿柔湿巾（给宝宝擦屁屁）◆婴儿口手巾（清洁宝宝的小手，妈妈哺乳前也可以用来清洁乳头）

二、出现分娩信号即需入院待产

如果出现阵痛、破水、见红等分娩信号，应即刻入院待产。当然，如果出现出现我们前面讲过的其他不适：如发生头痛、发烧等，也应当立刻去医院。

阵痛

在孕晚期出现的子宫收缩，使腹部胀满、发硬，并伴随规律的下腹痛，就是阵痛。如果阵痛间隔10分钟，每次持续30秒左右，就是临产的先兆了。

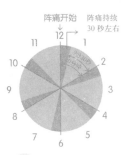

见红

通常是粉红色或是褐色的黏稠液体，或是分泌物中的血丝。一般见红在阵痛前的24小时出现，但也有在分娩几天前甚至1周前就反复出现见红。如果只是淡淡的血丝，量也不多，孕妈咪可以留在家里观察，平时注意不要太过操劳，避免剧烈运动就可以了。如果流出鲜血，超过生理期的出血量，或者伴有腹痛，就要马上入院。见红可以：

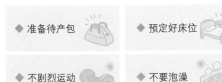

◆ 准备待产包　　◆ 预定好床位

◆ 不剧烈运动　　◆ 不要泡澡

破水

怀孕期间胎儿在子宫里被充满羊水的羊膜囊所保护、缓冲。如果羊膜破裂，水样液体会通过子宫颈和阴道流出来，这就是我们通常所说的"破水"。

对大多数准妈妈来说，它发生在接近第一产程结束时。有一些准妈妈会在怀孕末期分娩开始前破水，而对另一小部分准妈妈来说，羊水会在怀孕37周之前破裂，这就是所谓的早产胎膜早破。有的人可能只有很少的几滴，有的量却很大。如果孕妈妈在家破水，应立刻脚高头低躺着去医院。

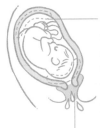

破水位置高，靠近子宫底，流出的速度慢，有点类似阴道感染时分泌物流出的症状，有时较难鉴别诊断。若是怀疑高位破水，可尝试以咳嗽增加腹压，看看在压力产生时是否有更多的水样物流，是则可能为高位破水。

破水位置低，近子宫颈处，会有类似水状物质从阴道大量流出。

三、
分娩全过程有三个产程

第一产程又称宫颈扩张期，第二产程又称胎儿娩出期，第三产程又称胎盘娩出期。

第一产程

从开始出现间歇性5～6分钟的规律宫缩，到宫口开全。初产妇需11～12小时，经产妇需6～8小时。

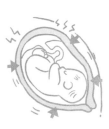

第一产程的表现

1 规律的宫缩。产程开始时，每次宫缩持续约30秒，间歇5～6分钟。之后，宫缩持续约50～60秒，间歇2～3分钟。宫口近开全时，宫缩持续1分钟或1分钟以上，间歇期1分钟或稍长。

2 宫口扩张。一般初产妇因宫颈较紧，宫口扩张较慢，需11～12小时。经产妇宫颈较松，宫口扩张较快，需6～8个小时。宫口扩张的速度不是均匀的。宫口扩张3厘米以前，叫做潜伏期，平均2小时宫口开大1厘米，最慢速度每4小时开1厘米；宫口扩张3～10厘米叫做活跃期，宫口扩张速度加快，平均每小时宫口开大2厘米，最慢速度为每小时开大1厘米。

3 胎头下降。医生会定时进行肛门检查，以确定胎头颅骨最低点的位置。

4 胎膜破裂。破膜多发生在宫口近开全时。在胎先露部前面的羊水量不多，约100毫升，称为前羊水，形成的前羊水囊称为胎胞，它有助于扩张宫口。宫缩继续增强，当羊膜腔压力增加到一定程度时自然破膜。

产妇需养精蓄锐

产妇们要避免阵痛时的大声喊叫，因为持续高声喊叫，会消耗掉体力，造成宫缩乏力、产程延长，影响产程进展，增加手术概率。同时，大声喊叫还会打乱缓解阵痛的呼吸节奏，使阵痛加剧。

正确做法是以舒服的姿势休息，保持安静，养精蓄锐。宫缩时，为了缓解疼痛，产妇可以进行缓慢的深呼吸。这样既增加了氧气的吸入，提高产妇血液内氧的含量，有利于补充胎儿在子宫内需要的氧气和消除子宫肌肉的疲劳，又能够转移注意力，使产妇保持镇静，协调宫缩进行。

产妇可以补充些高热量食物，以增加能量。

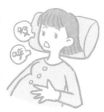

第二产程

胎膜破裂，宫口全开，这时就进行到了第二产程。第二产程是从宫口开全到胎儿娩出。初产妇需1～2小时，经产妇通常数分钟即可完成，但也有长达1小时者。

第二产程的表现

宫缩时，胎头露出于阴道口，露出部分不断增大。但在宫缩间歇期，胎头又会缩回阴道内，这叫做胎头拨露。至胎头双顶径越过骨盆出口，宫缩间歇时胎头就不再缩回了，这时称为胎头着冠，然后娩出胎头。接着出现胎头复位及外旋转后，前肩和后肩相继娩出，胎体很快娩出，后羊水随之涌出。

产妇合理使劲儿

当宫口开全，准妈妈会产生排便的感觉。这时，就是需要产妇用力的时候了。用力时要配合宫缩进行，在宫缩高峰的时候有意识地施加腹压。先深呼吸，待空气吸入胸腔后先憋住，然后像排便时一样，向肛门的方向用力。

你可以想象一下蹲厕所的姿势，稍微地仰起上身蜷起身体，腹部会受到压力，产道的角度也会更有利于分娩。

如果无法憋气时可以吐气，然后再吸气、用力。分娩时，医生和护士会给你指示，在子宫收缩时用力，在收缩停止时放松。放松时要全身放松，使髋关节得到休息。

注意，不要让身体向后倾，这样会改变产道的弯曲角度，会使你的分娩过程增加难度。

在第二产程中，胎头露出后，宫缩强烈时，产妇不要再向下用力。应张口哈气，以解除过高的腹压，避免造成会阴严重裂伤。

宫缩间歇时，产妇再吸气同时向下用力，使胎头缓缓娩出。

第三产程

胎儿娩出后不久随着轻微的腹痛，胎盘剥离排出。从胎儿娩出到胎盘娩出，需5～15分钟，不超过30分钟。之后，医生会检查产道有无裂伤，如有会进行缝合处理。

产妇再次用力

胎儿娩出后，宫缩会有短暂性的停歇，这个时间大约是10分钟。之后，又会出现宫缩，以排出胎盘。这时，产妇可以按照第二产程的用力方法使劲儿，以加快胎盘的娩出，减少出血。

四、
六个方法舒缓分娩疼痛

分娩疼痛让许多即将临产的孕妈妈心生恐惧。其实，如果运用一些方法让自己放松一点，分娩疼痛还是可以得到有效舒缓的。下面这些方法可以缓解第一产程的疼痛。

靠卧姿势

调整床的倾斜度，或用枕头、坐垫使上身稍微挺起。这种靠卧姿势比完全仰卧更容易克服疼痛。舒适的角度让自己感觉更舒服。

趴在椅子上

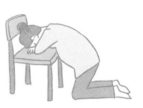

膝盖跪地，臀部挺起、趴在椅子上，也可以缓解疼痛。而且前倾的状态也有减轻腰痛的功效。

跨坐椅子上

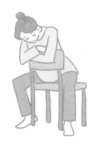

两腿张开，身体前倾，跨坐在椅子上，有利产道扩张。同时体重负荷在椅背，减轻了腰部的负担。

利用网球推高肛门

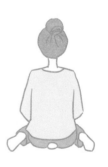

在肛门到会阴部位抵着网球坐在上面。也可以用手指压迫这个部位。这样可以减轻盆底传来的疼痛。

使体重负荷在墙上

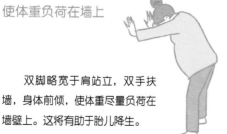

双脚略宽于肩站立，双手扶墙，身体前倾，使体重尽量负荷在墙壁上。这将有助于胎儿降生。

按摩

在腰骨的上下左右进行按摩，或者用力压迫肛门。按压时吐气，放松时吸气。

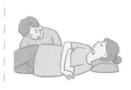
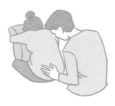

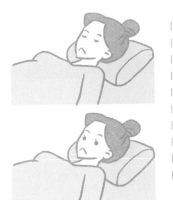

那些对自己充满信心的产妇，往往懂得随时随地放松自己，积蓄产力，从而顺利生产；而那些极度缺乏安全感的产妇则不能放松身体，致使生产过程中产力不能跟上，从而造成产程延长。下面这些方法可以帮助孕妈妈第二产程正确用力。

❶ 眼睛看着肚脐，把意识集中在产道。不要因为害怕闭着眼睛，这会有反效果。睁开眼睛才能保持冷静。

❷ 因为疼痛的关系，用力时你可能会不知不觉地上身后仰。但这样的姿势会使你无法用力于产道。正确的做法是像大便一样"嗯——"地使劲。

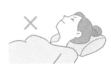

❸ 无论多么痛苦，你都要保持背部紧贴产床的姿势，这样才能使所有的力量都作用于产道。因为想要用力而扭动背部，使背部离开分娩台，这是无法用力于产道的。

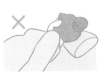

❹ 双手尽量用力拉着握把，肛门以弧线朝斜上方抬高。

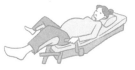

❺ 用力时，双脚也会随之用力，所以两个膝盖常有靠拢的趋势。但是这样的姿势会阻碍胎儿分娩。为了加速分娩，请让两个膝盖尽量张开。

❻ 张开双腿时，使用膝盖朝向外侧倒下的姿势尽量张开，这样大腿根部的肌肉就能得到有效放松，产道容易扩张，有利加速分娩。

Tips

　　当分娩遇到停滞不前时，产妇不必紧张更不必慌乱，要知道，这样的时间是必要的，产妇完全可以利用它暂时恢复体力。因为分娩是一项艰辛的工作。

　　而且，产妇完全可以通过相应地调节呼吸、放松和活动，重新"启动"分娩。

六、
从容面对分娩中的尴尬

分娩过程中，产妇经常会遇到一些尴尬情况。这些情况会让一些新晋妈妈在事后脸红心跳，不敢对人言说。其实根本不用尴尬，这些情况很多人都遇到过。

尴尬一：丈夫不适合陪产

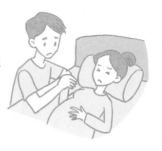

据一位产科医生说，他曾经看到一位丈夫晕倒在产房里，结果还要医生再分出精力来照顾这位丈夫。所以，医生常常不让丈夫陪产，或者在关键时刻让丈夫离开产房。

如果丈夫觉得自己不能承受这样的考验，也可以选择一位有经验的亲属陪产。

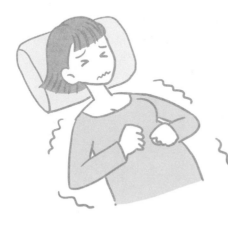

尴尬二：颤抖

产妇颤抖是因为身体内血液中出现了一些不相容的成分。在分娩的过程中，会有极少量的胎儿血液溶入产妇的血液当中。如果产妇和胎儿的血液中有不相容的成分，比如产妇的血型是 A 型，而胎儿的血型是 B 型，这时产妇就会出现颤抖、哆嗦、打冷战的现象。

尴尬三：呕吐

有一位妈妈说她整个分娩过程都在呕吐，最后医生没办法，只好在产床边又放了一个垃圾桶，让她呕吐。

几乎 90% 的产妇在产床上都有过恶心和要呕吐的感觉。因为无痛分娩中如果采用硬膜外麻醉会使产妇血压过低，而血压突然下降的一个最初征兆就是恶心和呕吐。没有进行硬膜外麻醉的产妇也会呕吐的现象，因为分娩时的疼痛会导致呕吐的发生。而且，分娩进行的过程中，胃里的食物会暂停消化，这也是呕吐发生的一个原因。

想吐…

为了能最大限度地避免呕吐，一个有效的办法就是避免进食难消化的食物，最好只吃一些易消化的流食和半流食。

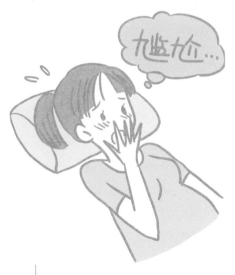

尴尬四：排便

分娩时，胎儿会通过产道慢慢下降，准备降生的时候，就会挤压到直肠，直肠会变得平滑，里面的内容物就会被推出来，即排便。尤其是进行硬膜外麻醉以后，肛门附近的括约肌变得麻痹，没有知觉，这种情况就越会发生。随着大便一起排出的，还可能有一些气体。

在医生看来，这很正常。

九脸尴尬…

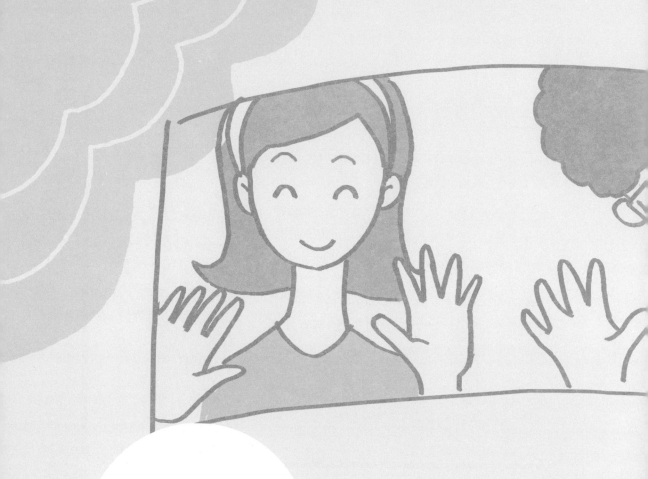

产妇的护理主要是产伤的护理和乳房的护理。产伤的护理要点是伤口清洁，乳房的护理要点是排空乳房。家人一定要保证产妇的休息，让她的身体得到充分复原。

新生儿的护理很简单，就是吃饱睡饱。新生儿一天要睡二十多个小时，室温、湿度适宜，孩子才能睡得好。要特别注意新生儿黄疸与病理性黄疸区分开。

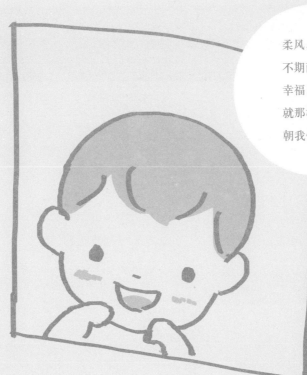

柔风，白云，
不期而至。
幸福，
就那样
朝我们迎来。

Chapter 15

妈妈和天使
的相遇

产褥期新晋妈妈的生理变化

胎儿以及胎盘娩出以后，生殖系统及全身恢复到正常的时间大约为 6 周。因此产褥期一般指胎儿娩出以后到产后的 6 周，民间俗称"月子"。这段时间里，女性生殖系统会发生一系列改变。

子宫

胎儿从子宫娩出后，子宫要恢复至分娩前的样子，即子宫复旧，这个过程包括子宫体和子宫颈的复旧。

❶ 子宫肌纤维缩复。 产后子宫肌纤维会不断缩复，宫体也逐渐变小。

· 产后 1 周，子宫将缩至妊娠 12 周大小，产后 6 周子宫将恢复成孕前大小。

· 子宫重量也会逐渐变轻。分娩结束时约为 1000 克，1 周后能减轻一半，为 500 克左右，产后 2 周能减至 300 克左右，产后 6 周则减至 60 克左右，仅比孕前稍重一点点。

子宫体复旧

子宫体的复旧主要是宫体肌纤维的缩复和子宫内膜的再生。

❷ 子宫内膜再生。 胎盘娩出后，子宫内胎盘附着面会缩至原来大小的一半。这就导致开放的血窦压缩变窄，形成血栓，出血也逐渐止住。其后，创面表层坏死脱落，随恶露排出体外。子宫内膜基底再生并修复。

· 产后第 6 周，宫腔表面除了胎盘附着部位外，都会新生内膜。

· 产后 6 周，胎盘附着部位也会完成修复工作。

· 如果这段时间胎盘附着面复旧不良出现血栓脱落，就有可能引起产后出血。

子宫颈复旧

胎儿通过子宫颈娩出，所以分娩后的子宫颈会变得松软，壁薄，形成皱襞，在子宫颈的外口还会呈现为环状。当然，这也不能包括所有的情况。

有的初产妇分娩时子宫颈外口发生了裂伤，这时子宫颈外口就会由产前的环状（未产型）变为产后的"一"字型横裂（已产型）。但子宫颈的恢复比子宫体要快得多，产后 1 周，它就能基本恢复至未孕状态，产后 4 周则能完全复原。

阴道及外阴

阴道松弛

分娩时，阴道腔扩张，阴道壁也变松弛，肌张力会降低，黏膜皱襞都消失。之后的一段时间里，阴道腔将渐渐缩小，阴道壁肌张力也会渐渐恢复。产后 3 周，黏膜皱襞也会重新出现。

但是，阴道腔不会缩至产前的状态，而皱襞也不会恢复至产前的数量。

外阴水肿

这是分娩后最常见的。通常，2～3 天即能自行消退。如果分娩过程中，会阴部有轻度撕裂或进行过会阴切口缝合术，3～5 天也会愈合。

盆底组织

盆底组织包括盆底肌及其筋膜

分娩过程中，盆底组织过度扩张，弹性减弱，很多时候纤维部分还会发生断裂。所以，产后要坚持做一些有助于盆底组织康复的运动，以帮助盆底组织恢复。比如产后体操。

不宜过早剧烈运动

如果分娩中盆底肌及其筋膜发生了严重的断裂，而产褥期又没有好好休息，过早剧烈运动，就有可能会使阴道壁膨出，严重的还会导致子宫脱垂。

产后体操助恢复

盆底运动

1. 产妇平躺，双手平放于身体两侧；

2. 双膝弯曲、张开与肩同宽；

3. 用力将臀部抬离地面，同时紧缩肛门，维持5秒；

4. 放下，调整呼吸。

可以视具体情况，重复5～10次。这组运动有利于增强盆底肌，帮助盆底组织的恢复。

腿部运动

1. 平躺于床上，双脚抬高、脚尖下压；

2. 双手托着腰部护腰，双脚在空中骑自行车；

3. 每次踩 30 下，放下双脚休息。

调整呼吸，重复 3～5 次。这组运动能够改良血液循环，防止腿部肿胀。

腹式呼吸法

1. 平躺在床上，膝盖弯曲，脚心平放在床上；

2. 双手轻放于腹部，慢慢吸气；

3. 吸足气使腹部膨胀突出，憋3秒；

4. 慢慢吐气，到腹部凹下。

重复15～20次。深度的腹部呼吸能紧实强化腹部肌肉，但必须坚持才有效果。

1 室温

室温最好为22～26℃。尤其是新生儿，更需要注意室温。新生儿的体温会比妈妈高一点，再加上襁褓裹得严严实实的，如果房间温度过高，他们很容易出汗。过去常有将门窗紧闭，不论何时产妇都要盖厚被的说法，在夏季极易造成产妇中暑。

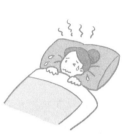

2 热量

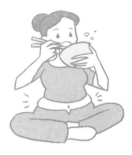

分娩后，为了哺乳，母亲体内储存的能量都会被调动起来。每天，妈妈给宝宝哺乳会消耗掉大约600卡的热量，还需要摄入大约300～400千卡的热量。这相当于2杯牛奶、3个红薯或3个苹果的热量。所以不要过多地补充营养，不然过多的热量就会在腹部和腰部形成厚厚的赘肉。

3 个人卫生

"月子"里产妇的会阴部分泌物较多，每天应用温开水清洗外阴部。勤换会阴垫，并保持会阴部清洁和干燥。恶露会在大约产后4～6周干净。一般剖宫产的，切口愈合即可洗头、洗澡。但必须坚持淋浴，不能洗盆浴，以免洗澡用过的脏水灌入生殖道而引起感染。如果是顺产，身体恢复就可以淋浴了。

如果体力允许，产后第2天就可以开始刷牙，最迟也要在产后第3天开始刷牙。刷牙时，用温水，刷牙前先将牙刷用温水泡软，以防冷刺激对牙齿及齿龈刺激过大。

4 产后恢复性生活

一般情况下，产后6周就可以进行性生活了。

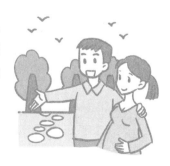

避孕

约有 50% 的女性在产后 60 天内就恢复了排卵功能，最早甚至在产后 14 天就可以恢复排卵。平均恢复排卵时间为产后 101 天。所以，产后性生活一定要注意避孕。

手术部位的特殊照顾

主要针对侧切术及剖宫产的产妇。

● 侧切术一般护理 ●

· 每次大小便以后要立即用净水清洗，以免污染伤口。

· 要保持伤口的干燥。

· 较严重且伤口肿痛的产妇，可以在水中加入优碘坐浴，或用烤灯加快复原速度。优碘可以杀菌，温水和烤灯则以高温促进血液循环。

· 不要用力解便，避免提重物。产后的 1 个月内都不要做需要耗费大量体力的家事和运动。

· 产后 6 周内，避免性行为。

● 剖宫产护理 ●

· 刀口部位不要沾水。如果沾水或渗水后，要立刻进行消毒，否则容易产生炎症。

· 分娩后 1～2 天要消毒一次，敷上消毒纱布，直到拆线后。注意，尽量不要增加手术部位的负担，影响伤口愈合。

· 伤口愈合以后，可以涂上硅制软膏或贴上伤口贴。

产后检查一般为产后 6 周

顺产的妈妈，需检查会阴及产道的裂伤愈合情况、骨盆底肌肉组织的张力恢复情况，以及观察阴道壁有无膨出。剖宫产的妈妈，检查腹部伤口的愈合情况，子宫及腹部伤口是否有粘连等。

对一些高危产妇产后更要配合医院的随访。如妊娠高血压疾病的产妇，产后继续监测血压、尿蛋白。若产后 12 周血压仍未恢复正常，则可能为慢性高血压。妊娠糖尿病产妇，产后 8 周复查糖耐量若仍未恢复正常，则可能为糖尿病。

此外，产后检查的项目还包括称体重、测血压、尿常规、血常规，以及其他的常规内科检查，最重要的则是盆腔器官的检查。

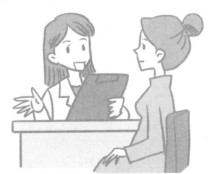

Tips

夏天温度过高，所以在这个时候分娩的产妇，切忌包额头，也不能身穿长衣、长裤和袜子，衣着应以宽大、舒适、简便为原则。住房必须通风凉爽，但应注意不让风直接吹在身上，以免受凉。

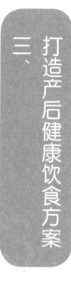

精、杂、稀、软四原则

精。产后饮食宜精不宜多。摄入过多，只会进一步增加妈妈的体重，给产后身形恢复带来更大的困难。所以不妨以高蛋白、高热量食品为主，少而精，为母乳喂养提供足够的营养。

杂。传统坐月子，忌口特别多，甚至蔬菜水果都要忌口，这是不科学的。产后妈妈饮食必须做好荤素搭配，品种丰富。

稀。母乳喂养的妈妈要分泌乳汁就必须多吃含水分高的食物。喝汤不但能补充水分还能增加营养。但产后头两天不要着急喝催乳汤，因为妈妈的很多乳腺管还没有完全通畅，乳汁分泌太多出不来会胀奶。可以喝一些清淡的蛋汤、青菜汤等。油汤也要少喝，否则奶汁脂肪含量增加，新生儿还不完备的消化功能不能消化，容易拉肚子。

软。坚硬的、油炸的食物要忌口，米饭要软糯。

常见月子饮食误区

误区一：产后不能吃蔬菜水果。产后应忌食生冷食物，但非所有的蔬菜水果都不能吃。蔬菜水果中含有大量的维生素和纤维素，适当进食对产妇的身体恢复大有裨益。当然，冷饮、冷菜、凉拌菜等，产妇确实不能吃。一些性寒的水果蔬菜，产妇也应少吃，如柚子、猕猴桃、甘蔗、西瓜、甜瓜、苦瓜、荸荠、慈姑、蕹菜等。

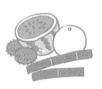

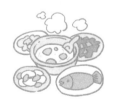

误区二：产后要大补。有的产妇体质偏热，如果在热还没有退的时候就开始大补气血，就会加重原有的不适症状。这也是为什么很多产妇在产后1周或前半月都会因为过度进补而出现问题。只有正确调和气血才能及时调养体质，促进身体的恢复，避免出现月子隐患。

误区三：产后不吃盐。有些地方认为盐在人体内会产生凝固水分或血液的作用。这个显然是不对的。产后妈妈出汗多，乳腺分泌旺盛，体内很容易缺水和钠盐，需要补充适量的盐。

产后三周饮食计划

有热心网友曾在网上发表自己产后三周饮食计划，非常的科学合理，我们完全可以借鉴。

第一周：以清除恶露、促进伤口愈合为主

◆ 产后1~2天，产妇的消化能力较弱，所以应摄入容易被消化的食物，而且不能吃油腻的食物。产后3~4天，不要急于喝过多的汤，避免乳房乳汁过度淤胀。产后1周，产妇胃口正常，可进食鱼、蛋、禽等，但最好做成汤类食用为宜。但是不可以加酒。

◆ 药膳食补可添加枸杞、红枣等中药材。

◆ 甜点也可以帮助排除恶露。产后喝红糖水的时间以7~10天为宜。红糖可活血化瘀，但食用时间过长，反而会使恶露增多。

◆ 鱼、维生素C有助伤口愈合。

产妇产后正确的进餐顺序应为：汤→青菜→饭→肉，半小时后再进食水果。

第二周：以防治腰酸背痛为主

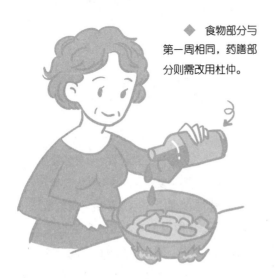

◆ 食物部分与第一周相同，药膳部分则需改用杜仲。

第三周：开始进补

◆ 膳食可开始使用酒。

◆ 食物部分与第一周相同，可以增加一些热量，食用鸡肉、排骨、猪脚等。

◆ 口渴时，可以喝热开水、热牛奶、各种汤。

◆ 药膳食补可用四物、八珍、十全（冬日用）等中药材。

四、剖宫产妈妈产后宜与忌

产后四宜

❶ 宜侧卧

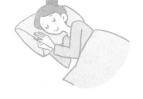

侧卧可以减轻身体移动时对切口的牵拉而引起疼痛。同时，侧卧也有助于子宫恢复。最适宜的卧姿是身体和床形成 20°～30° 角，也可在背后用被子或毛毯垫上。

❷ 宜适量运动

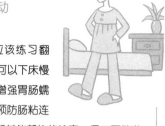

24 小时后应该练习翻身、坐起，接着可以下床慢慢活动。这样能增强胃肠蠕动，尽早排气，预防肠粘连及血栓形成而引起其他部位的栓塞。但不要做激烈运动。有血栓形成高危因素者，除早活动外，还要穿弹力袜，下肢行空气加压，预防血栓形成。

❸ 宜及时排便

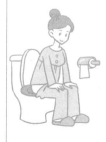

手术后第二天补液结束就可以拔掉留置导尿管了，之后 3～4 小时应及时排尿。卧床解不出来可以下床去厕所解，再解不出来要告诉医生，直至能畅通排尿为止，以防形成尿潴留。

❹ 宜早开奶

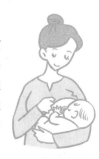

剖腹产产妇下奶比正常产产妇晚，但也要早开奶，勤哺乳，促进泌乳。

产后三忌

一忌平躺。平躺对子宫收缩疼痛最敏感，会感受到伤口和宫缩的双重疼痛。

二忌大笑。大笑会牵拉伤口，影响伤口的愈合。咳嗽、恶心、呕吐时，要用手压住伤口两侧，防止缝线断裂。

三忌过饱。术后进食过度，会导致腹胀，增高腹压，延缓康复。术后 6 小时内要禁食，以后逐步增加食量。手术前最后一餐禁食鱿鱼类食品，会影响伤口修复。术后也不要吃太多鱼类食品，同样会影响伤口的修复。

伤口护理宜与忌

宜贴弹力胶。拆线后可以立即用硅胶弹力绷带或弹力网套等敷料加压包扎,可有效预防疤痕外凸。

忌阳光暴晒。阳光直接暴晒伤口会使疤痕颜色加深,不利于美观。瘢痕型体质者,可提前告知医生,寻求专业的帮助和指导。

宜谨慎处理疤痕瘙痒。刀口结疤2~3周后疤痕开始增生,疤痕会局部发红、发紫、变硬,并突出皮肤表面,至少要持续3个月左右,甚至半年。再往后,疤痕逐渐变平变软,颜色变成暗褐色并开始瘙痒。特别是在大量出汗或天气变化时。不要用手抓,或用衣服摩擦、用水烫洗,这些行为只会加剧局部刺激,使结缔组织产生炎性反应,引起更进一步的刺痒,形成恶性循环。正确的处理方法是涂抹一些外用药止痒,如肤轻松、去炎松、地塞米松等。实在痒得难受,可以隔着衣服轻轻拍一拍。

谨惕子宫内膜异位症。正常情况下,子宫内膜覆盖于子宫体腔面,如果子宫内膜在身体其他部位生长,即可成为子宫内膜异位症。剖宫产产妇常在伤口部位出现子宫内膜异位症,表现为经期伤口处持续胀痛,且一月比一月严重,后期可出现硬块。一旦出现此类症状,应及早去医院就诊。

饮食调理

手术后12小时内,产妇可以喝一点温开水,以刺激肠蠕动,等到排气后,才能进食。刚开始进食的时候,以流质半流质食物为宜,然后再向软质食物、固体食物渐进。

剖宫产产妇要遵守下面这些饮食禁忌。

◆ 尽量不要吃深色素的食物,避免疤痕颜色加深。

◆ 不要摄入咖啡、茶、辣椒、酒等刺激性食物。

◆ 不要吃油腻的食物。

◆ 术后1周内禁食蛋类及牛奶,以避免胀气。

Tips

宝宝比大人更易出汗,尤其是头部,常在吸奶的过程中汗水涔涔。如果产妇抱着宝宝喂奶,手部就会沾上汗,从而影响恢复。这时,妈妈可以侧卧喂奶。如果妈妈想抱着宝宝喂奶,最好先垫上吸汗巾再抱宝宝。宝宝身体更热并且有一定重量,尽量不要让宝宝压到伤口。

中医认为，女性在生产后，因筋骨腠理大开，身体虚弱，内外空疏，如果此时不慎使风寒侵入，或大怒大悲，或过多房事，都能引起月子病。月子病会引起全身一系列的寒凉病，如月经失调、脾胃虚寒、关节疼痛等。

手腕和手指痛

月子里需要不停地给宝宝喂奶、换尿布，手腕和手指经常会操劳过度。如果一不留神，再受到风寒侵袭，就会使风寒瘀滞，引起疼痛，写字、握筷、举怀、拿奶瓶都会引起腕部和手指的酸痛感。 如果没有及时治疗调整，甚至会形成伸腕肌腱炎和腕管综合征，给日后的工作生活带来无穷烦恼。

防止这种状况，首先防止风寒侵入。保持室内干燥温暖，不要有直吹的风。洗浴时保持水温，时间不宜过长。其次，保证良好休息，手腕和手指的活动适度适量。如果出现疼痛，应配合医生治疗，不能自行按摩或贴膏药。

腰背疼痛

分娩使腹部肌肉及韧带松弛，腰背部失去稳定支撑，如果经常进行腰背部运动，腰背部容易酸痛。如伴有恶露排出不畅，更是雪上加霜。

最有效的办法就是减少腰背部的运动。比如给宝宝换尿布、衣服和喂奶尽量坐着，不要弯腰。抱宝宝时让宝宝坐在骨盆上，减少站立。同时，注意保暖谨防腰背部受凉。爱美的女性要注意，过早穿高跟鞋也会导致腰背疼痛。

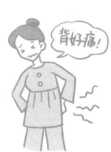

奶疖

部分乳腺管不通，致使乳汁淤积在乳房内而引起疖。如有乳疖，乳房会有硬块并有触痛。

出现乳疖后，如果没有肿大，不是很疼，可以按摩。先从乳房外缘向乳晕方向稍稍用力按摩，一下一下，就像向外挤奶一下。

也可以用热敷加宝宝吸的方法：用热毛巾也可以用热水袋，每次持续5分钟左右。

如果奶疖肿大并很疼，用鱼石脂软膏很有效。睡觉前涂一层，然后用纱布和医用橡皮胶带贴起来，以防染到衣服上。白天则可以改用冷敷加按摩。冷敷能够让奶水分泌减少，从而减轻肿块处的压力，并且会减少疼痛感。

如果长奶疖，宜少吃油腻食物。豆浆中的软磷脂有助于通奶疖，不妨多喝。

乳腺炎

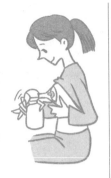

如果奶疖没有及时处理，而乳头又正好破损，病菌入侵，造成感染，形成乳腺炎。初起，乳房肿胀、疼痛，肿块压痛，表面红肿、发热；继而乳房出现搏动性疼痛。任其发展，炎症能在数天形成乳房脓肿。若治疗不当，脓肿可能穿破胸大肌筋膜前疏松结缔组织，形成乳房后脓肿；或乳汁自创口处溢出而形成乳漏；严重的甚至可能发生脓毒败血症。

预防乳腺炎：一要及时清除乳头表面上的乳疖，以免乳汁排出不畅造成乳汁淤滞；二要每次喂奶让宝宝吸空，未吸空用手挤出来或吸奶器吸出来；三，不要让宝宝含着乳头睡觉，这样宝宝容易咬乳头而诱发感染。

一旦患上乳腺炎，勤给宝宝喂奶，或用吸乳器，促进乳汁排空。热敷对早期的炎症比较有效：热毛巾热敷，每次 20～30 分钟，每天 3～4 次。如果情况严重，应请医生及时诊治。

药膳也可以帮助乳腺炎康复。下面就介绍两道简单的药膳制作方法。

蒲公英粥

蒲公英 60 克，金银花 30 克，粳米 50～100 克。煎蒲公英、金银花，去渣取汁，然后入粳米煮粥。任意服食。清热解毒。适用于乳腺炎、扁桃体炎、胆囊炎、眼结膜炎等症。

金针猪蹄汤

鲜金针菜根 24 克（或用干金针菜 15 克）猪蹄 1 只，将鲜金针菜根与猪蹄加水同煮。吃肉，喝汤。每日 1 次，连吃 3～4 次。清热消肿，通经下乳。适用于乳腺炎、乳汁不下。宜秋冬季节早晚空腹食用。

膀胱炎

产后膀胱肌肉处于比较松弛的阶段，容易积存尿液，从而加重膀胱的负担，使细菌有机可乘，引起膀胱炎。

预防的办法：多饮水，保持外阴清洁，常清洗外阴。

生殖器官感染

分娩造成的创伤还在愈合中，细菌极易乘虚而入。如果此时进行夫妻生活，容易引起外阴炎、阴道炎、子宫内膜炎、盆腔炎、子宫出血、会阴部撕裂伤等。

分娩后 6 周避免性生活；保持身体清洁卫生；注意休息；加强营养，做适量的运动，以增强机体抵抗力。

阴道松弛

自然分娩后，女性的盆腔肌肉群张力下降，有些产妇会在产后一段时间内出现阴道松弛现象。如果坚持锻炼是可以恢复的。

◆ 常做"提肛运动"；

◆ 小便时有意识地屏住几秒钟，然后再继续；

◆ 走路时有意识地绷紧大腿内侧及会阴部肌肉，然后放松。

六、
新生儿头面、五官护理方案

新生儿鼻子护理

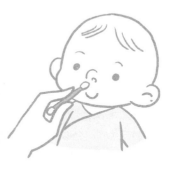

如果新生儿鼻子不通气，眼眉上还长有像头皮屑那样的东西，脸颊上也有小疙瘩，那大多与遗传有关，鼻腔还没有完全发育，只需要过段时间，经常是 1 个月左右，就会减轻。

如果是鼻腔内有干燥的鼻痂，妈妈可以在宝宝鼻子里滴 1 滴母乳，等其软化后，再用棉签刺激鼻腔，让宝宝打喷嚏，从而让分泌物随着打喷嚏的气流排出来。

也可以先把棉签用温水蘸后，再把上面的毛毛拉松散一些，用这样的棉签去擦一擦鼻痂，让鼻痂软化后再交替轻轻压宝宝两侧的鼻翼，刺激宝宝打喷嚏。让鼻痂软化后也可以用吸鼻器吸出鼻痂来。

千万不要挖鼻痂，以免伤害到宝宝娇嫩的鼻腔。

如果宝宝鼻子并没有分泌物，又不通气，这时妈妈可以用湿热毛巾敷在宝宝鼻根部。水温比洗澡水稍热点就行，以防止烫伤皮肤。

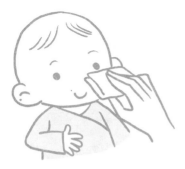

新生儿眼睛护理

新生儿眼屎多，爸爸妈妈可不能忽视。为了防止产道过程中的感染，一般医院在宝宝出生的 1～3 天里给点眼药。如果回家后宝宝还有眼屎，就需要继续点眼药。如果 1 周后，宝宝还有眼屎，应让医生检查。

如果没有眼屎，妈妈只需要用温水擦洗宝宝的眼部就可以了。找一块干净的小方巾，蘸点儿温水，从宝宝眼角内侧到外侧轻轻擦拭。一只眼睛用毛巾的一边，另一只眼睛用毛巾的另一边。完成后清洗毛巾，晾于阳光底下。

新生儿耳朵护理

洗头洗澡的时候，如果不小心，水很容易流进新生儿的耳朵里，发生中耳炎。洗头洗澡的时候，大人要用两只手把孩子的两只耳朵堵住，然后再洗。

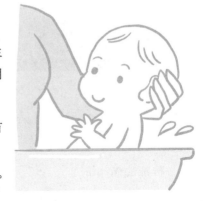

不要让眼泪流到耳朵里。新生儿个体差异很大，有的宝宝新生儿时期没有眼泪，而有的宝宝则眼泪很多。眼泪很多的宝宝如果是平躺的话，眼泪就会流进耳朵里。大人要留意，及时帮宝宝擦拭。

5岁之内都不要给孩子挖耳屎，因为下颚关节活动的时候能够促使耵聍自然排出。也有的孩子不能排出，需要带孩子到耳鼻喉科进行专门清理。有的孩子耵聍长得特别快，而且还特别黏，可能半年就要去耳鼻喉科清洁一次耳道。

新生儿口腔护理

主要是食物卫生。比如人工喂养的宝宝奶瓶、奶嘴的消毒，母乳喂养的妈妈乳头的清洁。

需要特别进行口腔护理的宝宝是一些患有鹅口疮的宝宝。鹅口疮又叫做雪口病，是由真菌传染，在黏膜表面形成白色斑膜的疾病。如果母亲阴道有霉菌感染，婴儿通过产道时因接触到母体的分泌物会造成感染；奶瓶奶嘴消毒不彻底，母乳喂养妈妈的乳头不清洁，都可以造成感染。

宝宝患有鹅口疮可以用制霉菌素研成末与鱼肝油滴剂调匀，涂抹在创面上，每4小时用药一次，治疗效果很好。

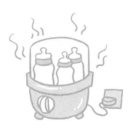

新生儿头部护理

新生儿颅骨虽然已较硬，但如护理和睡眠姿势不当，可发生偏头、扁头等头颅畸形。所以这段时期最好不要用枕头。

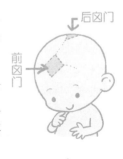

在婴儿头顶前部正中可发现一块没有骨头、软乎乎有跳动感的地方，这是前囟门，约在12~18个月时闭合；在头顶后部正中也可能摸到一块没有骨头、软乎乎的地方，这是后囟门，约在2~3个月内闭合，有的孩子出生时就闭合了。囟门部位缺乏颅骨的保护，要防止坚硬物体的碰撞，但可以用手轻轻摸，也可以洗。

235

七、
新生儿吃喝拉撒睡护理方案

吃：按需喂奶 vs 定时喂奶

传统的新生儿喂养是定时喂奶。新生儿每隔2～3小时喂一次奶，每次喂奶15分钟左右。但按照宝宝的需要进行哺乳更加符合新生儿的生理特点。因为宝宝胃小，每次吸入的奶量并不多，按需哺乳能够使宝宝吃饱喝足，更快地生长。同时，勤吸吮也能刺激妈妈催乳素的分泌，让乳汁分泌更加旺盛，同时还有助于消除妈妈的奶胀，防止发生乳腺炎。

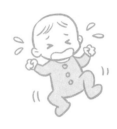

按需哺乳并不是只要宝宝一哭就要喂奶。宝宝啼哭的原因很多，尿湿了会哭，想人抱了会哭，受到惊吓了也会哭。妈妈应该细心观察并准确判断。

喂奶太频繁，一方面会影响妈妈休息；另一方面还会使奶水来不及充分分泌，造成宝宝每次吃不饱。这样宝宝过不了多久就又要吃，久而久之就会形成恶性循环。频繁的吸吮还会使妈妈的乳头负担过重，容易破皮，影响哺乳。

睡：适时变换睡眠姿势

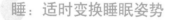

熟睡中的新生儿生长发育比醒时快4倍。新生儿每天要睡18～20个小时，除喂奶、洗澡、换尿布外，几乎都在睡眠中度过。

为了保证宝宝的睡眠质量，宝宝的卧室一定要经常开窗通风，保持空气清新，阳光充足。当然，如果有穿堂风和直射的阳光也不行。室内的温度最好维持在16～23℃，湿度在50%～60%。

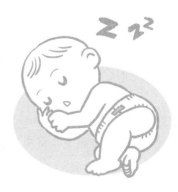

拉：新生儿的大小便护理

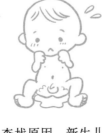

90% 的新生儿会在出生后 24 小时内第一次排尿，有的会延长至48 小时，都是正常情况。如果宝宝超过 48 小时仍然无尿，应该让医生查找原因。新生儿的第一次大便会在出生后 2～3 天里出现。第一次大便为胎便，正常为黏稠、黑色物质，是胎儿肠道分泌物、胆汁、吞咽的羊水以及胎毛、胎脂、脱落的皮肤上皮细胞等在肠道内混合而成。

妈妈一定给宝宝勤洗勤换尿裤、尿布，每次大小便后都要为宝宝清洗外阴和小屁屁。女宝宝在排泄后一定要及时清理会阴，清洁时要从会阴向肛门处擦拭，然后用水或湿巾擦拭，以防引起尿道感染。男宝宝也应该由前向后清洗外阴，然后清洗肛门，在清洗外阴时，一定要扒开小包皮，把隐藏在里面的污垢洗净。

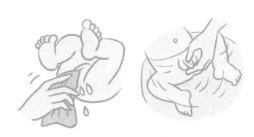

Tips

最初几天，宝宝摄入量少，每日排尿 4～5 次；随着吸奶量的增加，宝宝排尿次数会逐渐增加，一天甚至可达 20 次以上，日总量也可达至 100～300 毫升。到满月前后，宝宝的日排尿量可达到 250～450 毫升。不能因为宝宝频繁排尿就减少哺乳的次数或每次的哺乳量。

新生儿全身各器官都在生长发育中，脊柱周围的肌肉、韧带还很弱，睡软床容易导致脊柱和四肢发生畸形。通常新生儿应睡在母亲旁边的摇篮或婴儿床里，床的两边要有保护栏。这样既可以从出生起就培养宝宝独立生活的习惯，又便于母亲照顾。

新生儿出生后 24 小时内，医生会建议宝宝采取头低侧卧，这是为了帮助排出在产道中咽进的一些水和黏液。侧卧位睡眠既对重要器官无过分的压迫，又利于肌肉放松，婴儿溢乳也不致呛入气管，是应该提倡的小儿睡眠姿势。

新生儿的头颅骨缝还未完全闭合，如果始终同一种睡姿可能引起头颅变形。例如长期仰卧会使孩子头型扁平，侧卧会使孩子头型歪偏。最好经常为宝宝翻身，变换体位，更换睡眠姿势。

八、
新生儿易患疾病及护理

一般来说，新生儿肺炎和新生儿黄疸是需要家长特别警惕的两种常见疾病。

新生儿肺炎

新生儿肺炎是新生儿期感染性疾病中最常见的，发病率高、死亡率也较高。新生儿的肺炎跟大孩子不一样。患儿很少会咳嗽，一般表现为呼吸浅促、鼻翼扇动、点头呼吸、口吐白沫、发绀、食欲差、呛奶、反应低下，哭声轻或不哭，呕吐，体温异常。新生儿最明显的症状是病儿口吐泡沫，这是新生儿咳喘的一种表现形式。同时精神萎靡，或者烦躁不安、拒奶、呛奶等。

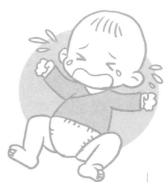

新生儿感冒的症状更多的是鼻堵塞或者流鼻涕。但是，如果发现宝宝吃奶不好、精神不好，就要及时看医生了。如果宝宝患上了肺炎，那更要精心护理，除了遵医嘱喂药，还需要：

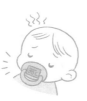

◆ 密切注意宝宝的体温变化、精神状态以及呼吸情况。

◆ 检查宝宝鼻腔内有无干痂，防止因鼻腔阻塞而引起呼吸不畅。

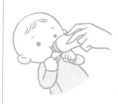

◆ 多喂水。因发热、出汗、呼吸快，宝宝失去的水分较多，喂水一来补充水分，二来使咽喉部湿润，稠痰变稀，呼吸道通畅。

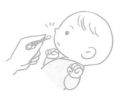

◆ 保持适宜温度和湿度。太闷太热对肺炎患儿都非常不利，可使咳嗽加重，痰液变稠，呼吸更为困难。应保持室内空气湿润。

新生儿黄疸

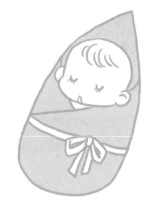

黄疸是由于血液中胆红素浓度过高，以至于皮肤黏膜出现肉眼所见的黄疸。足月分娩的新生儿在产后2～4天会出现黄疸，4～5天为高峰期，2～3周内黄疸消失。早产儿的黄疸持续时间会长一些。这属于生理性黄疸，不必担心。

可以用一些葡萄糖冲水给宝宝喝，糖水的利尿作用可使胆红素加速排出。但吃奶不好及饥饿可能使生理性黄疸加重延长。

需要注意的是病理性黄疸，如不及时治疗会造成婴儿智力障碍、脑瘫甚至死亡。如何辨识病理性黄疸呢?

❶ 看黄疸出现和消退的时间。病理性黄疸在宝宝出生后一两天内就会出现，并迅速加重，有时一个多月都不会消退。有时已经在消退，但不久又反复加重。这些都是病理性黄疸的特点。

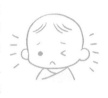

❷ 看病史。妈妈在孕期健康，宝宝分娩时也没有发生窒息或严重感染，非早产儿、低体重儿，出现的黄疸往往是生理性黄疸。

❸ 看黄疸的程度和黄疸的颜色。生理性黄疸，宝宝肤色为浅柠檬的黄色;巩膜有轻度黄染，且仅限于面部、躯干部，不过膝不过肘;大便颜色为黄色，小便会使尿布微黄，用洗衣粉洗涤可恢复原来颜色。病理性黄疸，宝宝肤色为橘黄色或金黄色，且黄色过膝过肘，甚至手心和脚心都黄;巩膜颜色的黄也非常重;小便尿黄用洗衣粉无法洗涤;大便有时呈白陶土色。

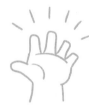

怀疑宝宝为病理性黄疸应立刻让医生诊断，一旦确诊接受蓝光灯照射治疗。

Tips

新生儿用药首选"静脉点滴"。新生儿的胃酸分泌很少，基本处于无效状态;同时，新生儿肠胃蠕动不规则，胃的排空时间很长，口服药给药的时间就很难计算准确。而且，很多新生儿容易发生食管反流，根本就不能吸收药物。静脉给药，药物能够通过静脉进入血液循环从而达到治疗的效果。同时，如果重病新生儿无法吸吮，还可以通过静脉给予营养，从而满足机体对营养的需求。

九、
好好护理新生儿脐部

脐部的护理可以分为脐带脱落前和脐带脱落后两个阶段。

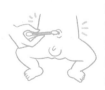

脐带脱落前

剪断的脐带形成创面，细菌极容易从这里侵入新生儿体内，造成脐炎，乃至导致败血症和死亡。所以一定要做好脐部的护理工作。

每天要彻底清洁脐带。准备好75%的酒精，一只手轻轻提起脐带的结扎线，另一只手用酒精棉签仔细在脐窝和脐带根部擦拭。当脐带不再与脐窝粘连时，用新的酒精棉签从脐窝中心向外转圈擦拭。最后，再用酒精消毒提过的结扎线。

同时要保持肚脐干爽。一旦水或者尿液浸湿脐部，马上用干棉球或干净柔软的纱布擦干，然后再用75%的酒精棉签消毒。

不让宝宝坐在浴盆里洗澡。洗澡时，可以分上半身和下半身分别清洗；也要避免纸尿裤或者衣物摩擦脐带残端。

如果脐部包扎的纱面外面有渗血情况，需重新结扎止血。

脐带脱落后

一般情况，脐带残端会慢慢变黑、变硬，1～2周脱落。脐带残端脱落后，创面稍有湿红，脐窝内常有少量渗出液，属正常现象。用75%的酒精棉签轻拭脐窝，然后盖上消毒纱布。

如果脐窝有脓性分泌物，或者有鲜血渗出，其周围皮肤有红、肿、热，而且宝宝出现厌食、呕吐、发热或体温不升（肛表温度低于35℃）等情况，则可能有脐炎，要立刻去医院诊治。

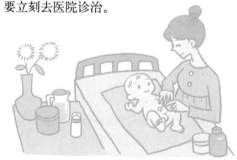

Tips

如果宝宝的脐带2周后还没有脱落，要仔细观察脐带的情况，特别注意有无感染迹象，比如有没有红肿？有没有化脓？有没有大量液体从脐窝中渗出？如果没有出现这些情况，就不必过于担心。同时，也可以用酒精给宝宝擦拭脐窝，使脐带残端保持干燥，加速脐带残端脱落和肚脐愈合。

图书在版编目（CIP）数据

轻松好孕 40 周 / 于松著 . －－ 南京 ： 东南大学出
版社，2014.2
（聪明宝贝养成计划）
ISBN 978-7-5641-4624-5

Ⅰ．①轻… Ⅱ．①于… Ⅲ．①妊娠期－妇幼保健
Ⅳ．① R715.3

中国版本图书馆 CIP 数据核字 (2013) 第 262911 号

轻松好孕 40 周

出版发行	东南大学出版社
出 版 人	江建中
插　　画	郭　璇
社　　址	南京市四牌楼 2 号（邮编：210096）
网　　址	http://www.seupress.com
经　　销	新华书店
印　　刷	北京海石通印刷有限公司
开　　本	787mm×1092mm　1/16
印　　张	15.25
字　　数	380 千字
版　　次	2014 年 2 月第 1 版
印　　次	2014 年 2 月第 1 次印刷
书　　号	ISBN 978-7-5641-4624-5
定　　价	42.00 元

·本社图书若有印装质量问题，请直接与营销部联系，电话：025 － 83791830。